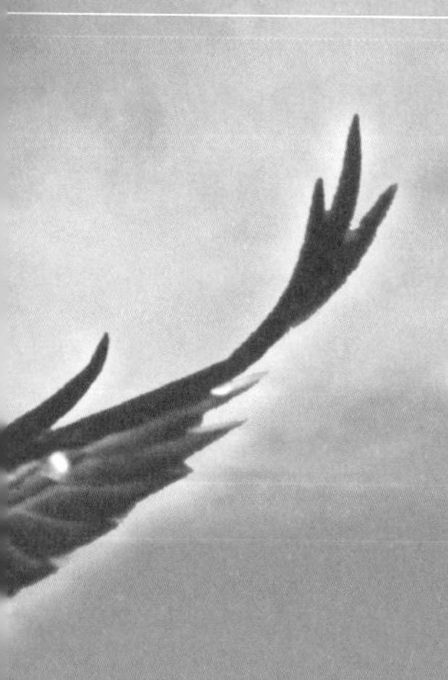

大展好書　好書大展

品嘗好書　冠群可期

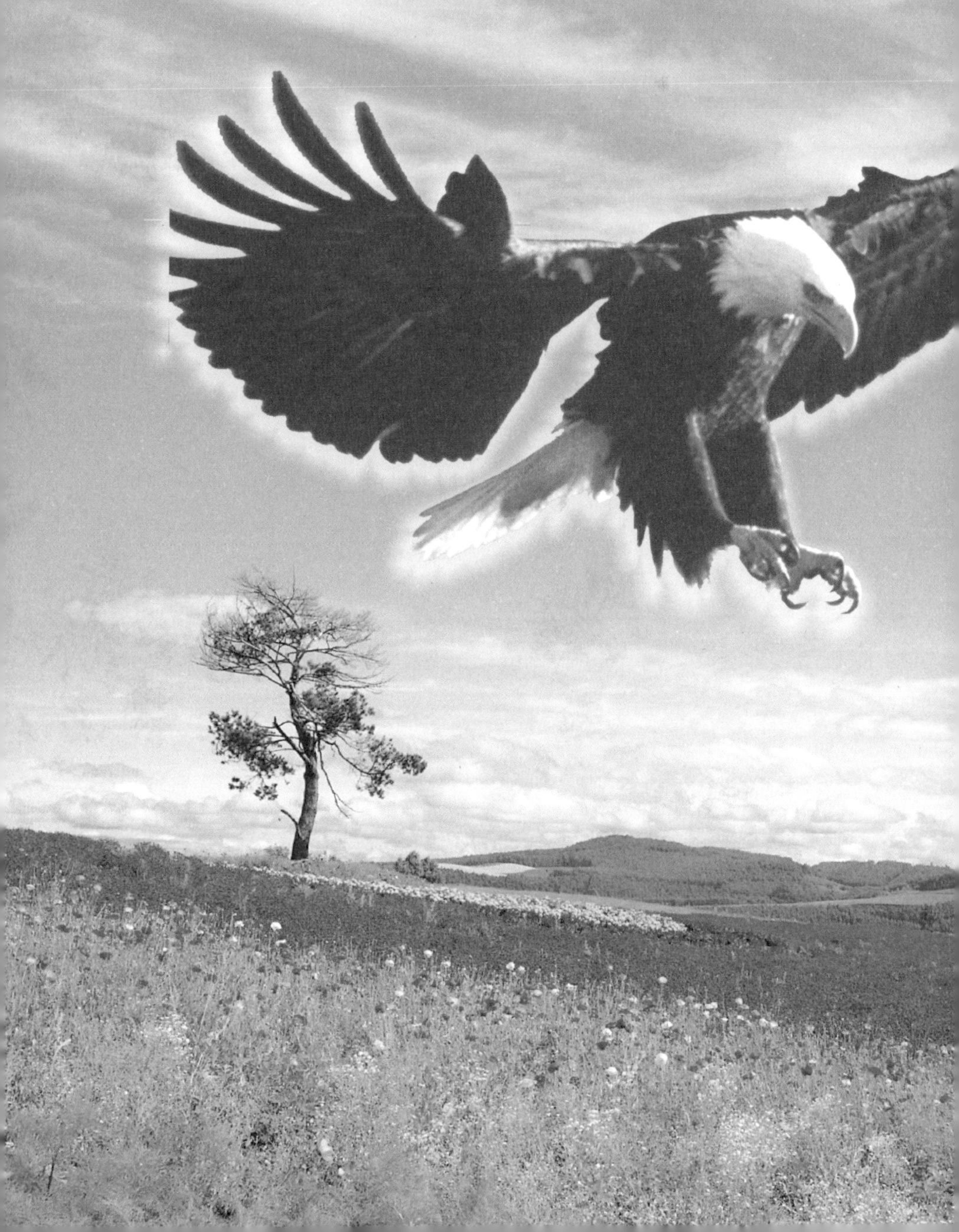

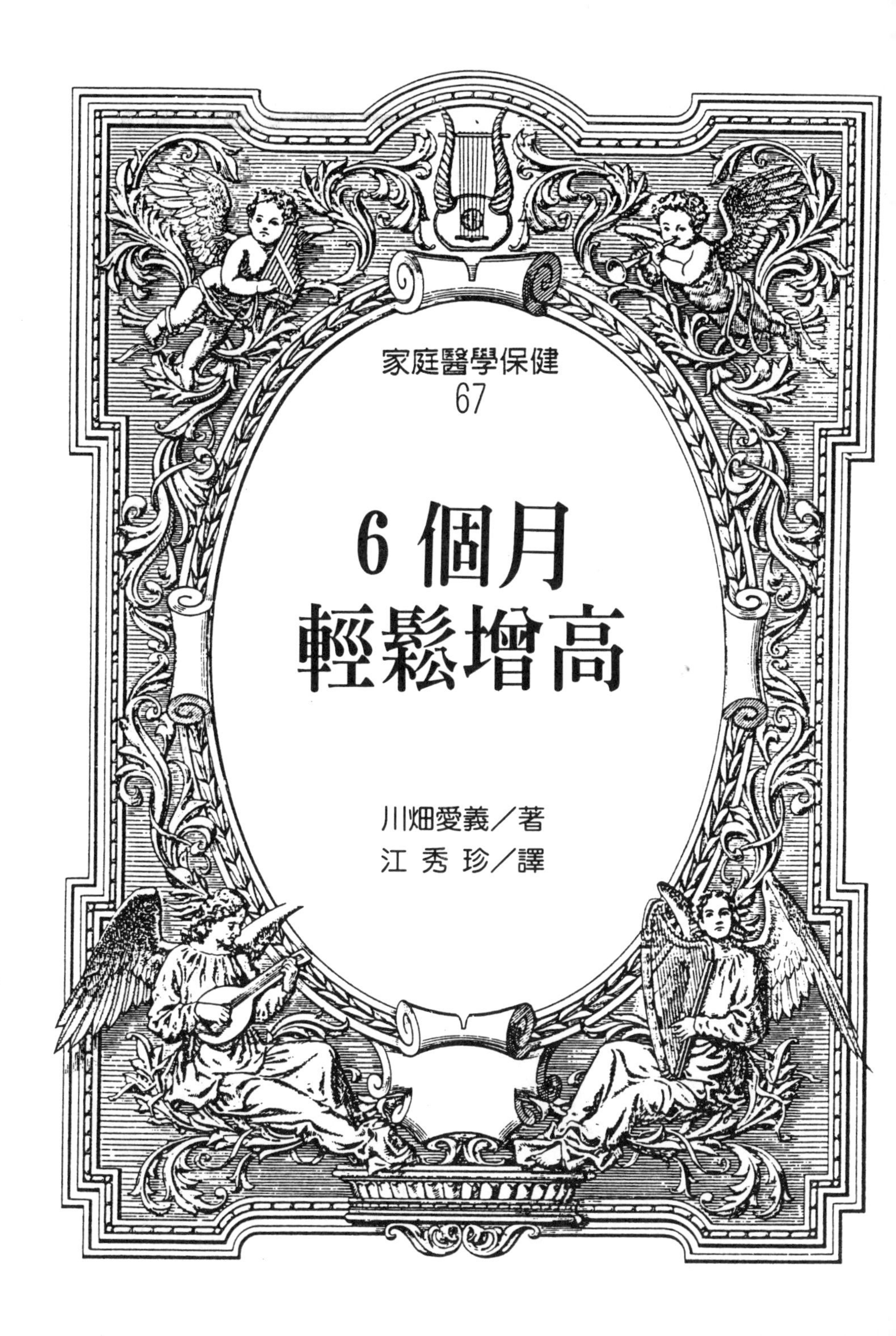

家庭醫學保健

67

6 個月 輕鬆增高

川畑愛義／著

江 秀 珍／譯

前言

許多讀者獲得本書時，可能認為「反正身高是遺傳的，根本無可奈何」而放棄。也許有些人認為「雖然想增高但覺得很麻煩，所以不想實行」。但我敢斷言想放棄或是覺得麻煩未免言之過早。

身高受到遺傳的影響微乎其微，更重要的是營養、運動及環境等要素。近年來國人由於營養充裕，體格與歐美人相同更證明了這一點。

事實上，國人的平均身高近年不斷提升，所以光看這個事實就可以證明根本不需要放棄。

現在不高的人遺憾一直沒有適合增高的營養、運動或環境。但不要因此悲觀，只要閱讀本書後立刻實踐就行了。

我所提倡的「增高」法絕對不複雜、不麻煩。只要擁有想增高的積極想法，就能輕鬆實踐，完全不需要使用任何器具等。

簡單的說，就是好好攝取我所介紹的飲食，同時每天進行我介紹的

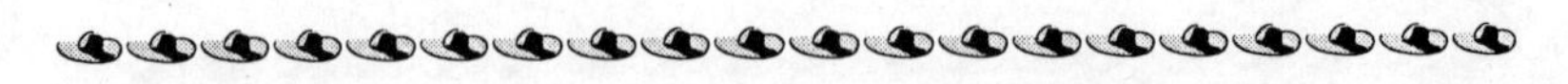

體操，這樣就夠了。

我的理論經過三十多年，得到五十多萬人的支持，以其中最有效的「六個月課程」為目標，編成這次的課程。

希望各位了解本書中所寫的最新「增高構造」，而且保持積極的態度，如果各位讀者能夠實際感受其效果，則感幸甚。希望大家都有健康的未來。

川畑愛義

目　錄

第一章 〔開始〕輕鬆簡單！利用飲食法增高

第二章　〈一個月〉是效果的關鍵！

第三章 〔三個月〕是實際感覺的轉捩點！

第四章 〔第六個月〕是課程的目標地點！

第五章 〈持續〉就是力量！川畑理論的三大優點腳長長、修長、得到健康

序章

還可以再長高

身高不是遺傳造成的

相信不少人認為身高屬於必須順其自然的事情，自己無計可施。其背景之一就是擁有一種「定論」，認為「身高受遺傳的影響極大」。

例如，當父母較矮時，

「爸爸、媽媽只能長這麼高，自己矮也是無可奈何之事……。」

子女會產生這種想法，這也是無可厚非之事。但輕言放棄未免言之過早。身高的確受到遺傳一些影響，問題在於影響的程度。相信讀者中有人認為身高幾乎都是靠遺傳決定的，但這是錯誤的想法。

事實上，遺傳對身高的影響只占二十三％，以我家的例子說明，相信各位就可以了解。我的身高一六六公分，同年齡平均身高為一六四公分，比別人高一點，不過以現在年輕人的眼光來看，應該屬於比較矮小的人。

妻子比較矮，身高為一五四公分，我們夫妻所生的孩子，如果以「遺傳絕對論」來看應該不高。

但我的兒子身高一七三公分，超過同年齡的人。光看這個事實，就可以了解遺傳對於身高不會造成極大的影響。

而且數十年來身高不斷提升也證明了這一點。比較一九四八年與一九九八年時的十四歲身高，男生長高了十九・二公分，女生長高了十一・二公分。

國人的遺傳性都是相同的。因此「身高由遺傳決定」，這個理由無法說明這個事實。也就是說，決定身高的要素中遺傳只占其中一小部分而已。

「營養、運動、環境」能使你長高

根據我的研究，長高包含三大要素，也就是「營養」、「運動」、「環境」。這些影響中營養＝三十一％、運動＝二十％、環境＝十六％。

遺傳的影響為二十三％，而這些影響卻高達七七％，影響更大。

即使父母很矮，但只要注意營養、運動、環境等各方面，則具有長高的可能性。因此，我導出一個結論。

「只要擁有完善的營養、運動、環境就能長高。」

所以，這三項可說是長高的最重要重點。

「但是即使改變這三項，到底要花多少時間才能產生效果呢？如果必須花一年、二年的時間才能實際感覺自己長高，恐怕就會使人缺乏幹勁。」

的確如此。嘗試任何事情時，一般人都希望自己能儘早感受成果，這是無可厚非的想法。如果一直無法達成理想，就會使得想要持續下去的慾望逐漸減退。

所以，一定要訂出目標。

就以六個月為目標吧。看看六個月後到底增高多少，這就是你的主題。這段期間應該是最適合向自己挑戰的期間。

我所提倡的增高法，在二十八年內有五十多萬人加以實踐，的確得到效果。其中還包括讀者們熟知的著名音樂家。

這些實證例包括，

「六個月後實際感受成果。」

「最初一、二個月並沒有長高，但過了五個月後不斷長高。」

像這類的報告很多，所以應該以六個月為目標不斷努力，實例告訴我們這就是最大的重點。

積極思考是重要要素

即使擁有完善的「營養、運動、環境」，心情的問題也不能忽略。精神狀態對身體的生理機能也會造成極大影響。

例如，增高與成長激素、甲狀腺荷爾蒙、副腎皮質荷爾蒙、性荷爾蒙等都有關，而這些荷爾蒙的分泌受到精神狀態影響。

心情開朗時就會旺盛分泌，情緒憂鬱時就無法充分分泌出來。

因為身材矮小而煩惱的讀者，當然大都是以憂鬱的心情度日。

「長這麼矮穿什麼都不好看，無法成為吃香的女孩。」

每天照鏡子時，或是看到映在櫥窗上自己的影子時，妳會不會這麼想呢？

但這也是阻礙增高的要因之一。接下來開始惡性循環，一旦心情不好、姿勢萎縮、走路時也不能昂首闊步，這些對於增高而言都是負面要因。

為了長高，一定要杜絕這些惡性循環，所以杜絕根源最重要。

因此，必須擁有開朗的心情。相信讀者已經了解只要靠自己努力就能增高。同時向這種可能性挑戰的決心一定要屹立不搖。但轉換心情當然是很困難的事情。

「能長高幾公分耶，真是太棒了…。」

只要這麼想，也許就能使心情變開朗。這樣才能做好想要增高的心理準備。

經常保持開朗心情的「積極思考」，是增高的重點之一。

「肌肉質型無法長高」的謊言

世間有些迷妄、迷信之類，與身高有關的代表，就是「肌肉質型無法長高」。不知道到底從什麼時候開始謠傳，但不管你到哪兒找尋，都會發現這是毫無根據的迷信。

例如，肌肉壯碩的舉重選手們都屬於比較矮小的身材，也許因此而製造出這些迷信吧！但他們是因為進行一般人難以想像的嚴格肌肉強化訓練。

的確，這樣會阻礙身高成長，但若是一般肌肉發達的程度，與身高不會有任何關係。不要因為自己屬於肌肉質型而放棄長高的夢想，這真是非常愚昧的事。

由這點來看，不要受迷妄、迷信所惑，也是增高重點。

二十五歲之前不要放棄

身高可以一直長到幾歲為止呢？

大多數人可能認為大概在十五歲左右就停止生長了吧。的確，身高增長最快速的時期，男性是十一～十五歲，女性為九～十三歲。

但這只是大概的資料。實際上具有很大的個人差。也就是說，從小學高年級到中學時會迅速成長，然後有些人不再長高。但也有相反的情況，中學之前因為無法長高而煩惱，但就讀高中之後，卻突然長高的例子也很多。

「已經十七歲了，我的身高大概只有這麼矮……。」

不要因此悲觀，即使十五歲以後，只要努力就能增高。不僅如此，男性在二十五～二十七歲，女性在二十二～二十三歲之前還有長高的可能性。

事實上，某位女性進入大學就學之後，使用川畑式增高法課程，一年內就成功長高八公分。

當然，在身高成長更顯著的時期，川畑式課程能夠加速身高成長，是比較理想的時期。但即使過了這個時期的人，對於目前的身高也有好的幫助。

重點是不要放棄自己可以增高的可能性。

以往了解的「增高構造」

為什麼會長高呢？以下簡單說明其構造。

長高需要整個身體的發育及成長，我們的身體除了骨骼及肌肉組織之外，還有結締組織、神經組織、皮膚組織等，長高就是所有組織發育、成長的結果。

例如，與長高有最密切關係的，就是骨骼與其周遭的肌肉。人類骨骼共有二〇六塊，主要支配身高的則是二十六個背骨與六十二個下肢骨（腳骨）。

骨的構造如插圖（左下圖）所示。其中最重要的就是骨兩端的骨端軟骨部分。骨端軟骨別名成長線，會因成長激素及其他荷爾蒙的作用而縱向成長。

但成長是在成長期階段，成長後就會逐漸變硬，到了成長停止的階段，會成為一條線，稱為骨端線。骨的表面有骨膜覆蓋，這裡分佈血管和神經，骨通過骨膜得到營養的血液，不斷成長、茁壯。

日本人戰後不停延伸的平均身高

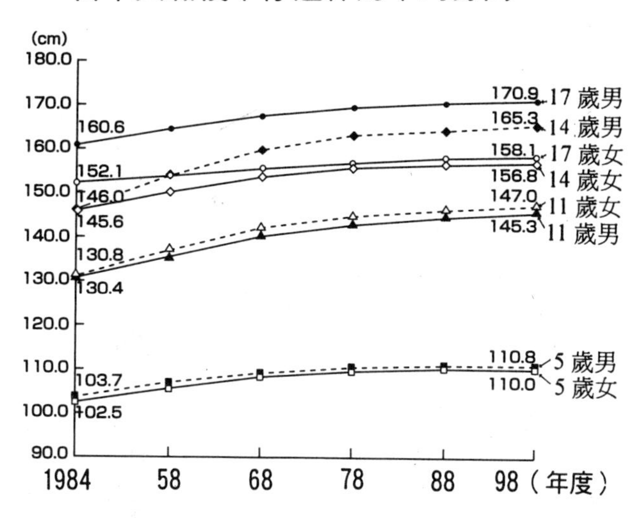

骨生長的構造

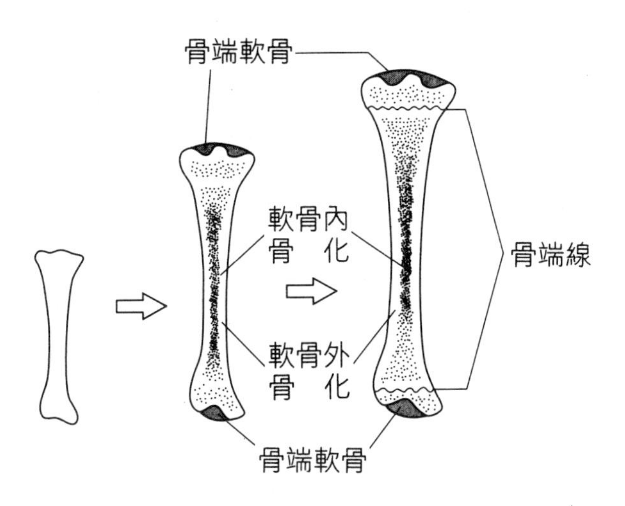

長高的前提是骨端軟骨順利成長，而且由骨膜那兒得到足夠營養，骨本身就會又粗又厚而且持續成長。但配合骨的成長，周遭肌肉的發達也很重要。也就是說，骨端軟骨的發育和肌肉的發達是長高的關鍵。

以「六個月」為目標不斷努力

「川畑式增高法」六個月課程，是按照增高構造，將其效率提高到最大限度的課程。希望骨端軟骨與肌肉成長茁壯，需要攝取足夠營養，同時要給予骨骼和肌肉適度的刺激促進其成長，這就是課程基本內容。

當然，不需要為了攝取營養而吃一些特別的健康食品類，或使用器具做運動。需要的只有這本書而已，剩下的就是你的幹勁。也就是，只要稍微改變日常生活，就能得到極大的效果，就是這個課程的特徵，且能毫不勉強持續下去的理由。

接下來介紹六個月的課程，是分析、檢證過去的資料而挑選出來的課程。過了六個月後，增高的生活回歸自然規律，持續下去非常容易。

那麼，朝向六個月後的成果趕緊踏出一步吧。

第一章

〔開始〕輕鬆簡單！利用飲食法增高

今天開始「增高生活」

開始增高生活，首先採用的主題，就是成為增高重要支柱之一的「飲食」。疏忽這一點不可能擁有良好的成果，所以一定要按照重點實行。

在此之前先檢查你「目前」的狀況。

從本章的主題「飲食」開始，以及同樣是重要支柱的「運動」、「環境」方面，目前的你到底屬於何種狀態呢？必須了解這一點。

這樣就能清楚找出你的問題點。

古云「知己知彼，百戰百勝」。了解自己的狀態，相信就能成為6個月後獲得極佳效果的一大力量。

即使結果不好也不要失望，問題點可能在飲食，或與運動有關，或是環境與成長所需的要素完全背道而馳，只要了解這些狀況就可以了。

較常出現問題的是，現在的你已經封住增高的可能性。反之，如果能解放改善增高的可能性，就能期待極大的成果。

對於二十四、二十五頁的「圖表」，只要簡單回答「是」、「否」就可以了。

根據你的日常生活「誠實做答」。

「雖然偶爾吃點零食，但不是經常吃，應該選沒吃吧！」

不可以進行這麼「放鬆」的檢查。

為了正確了解目前的狀態，如果你以放鬆的方式檢查，就沒有任何意義。

所以一定要「誠實」作答，才是是否能活用這個圖表的關鍵。

牢記這一點開始作答吧！

※　　※

覺得如何，知道你的問題點在何處了嗎？

「飲食方面的確有很大的問題呢！」

「並沒有真正做運動，這是最大的問題點。」

「以前似乎沒有察覺到，事實上，的確過著有問題的日常生活。」

相信這就是你的感想吧。當然也許還有更大的問題點出現在某處，不能單方面改善，包括其他要素在內，整體求取均衡才能展現極大的成果。

以下從飲食問題開始探討。

你是屬於哪種形態

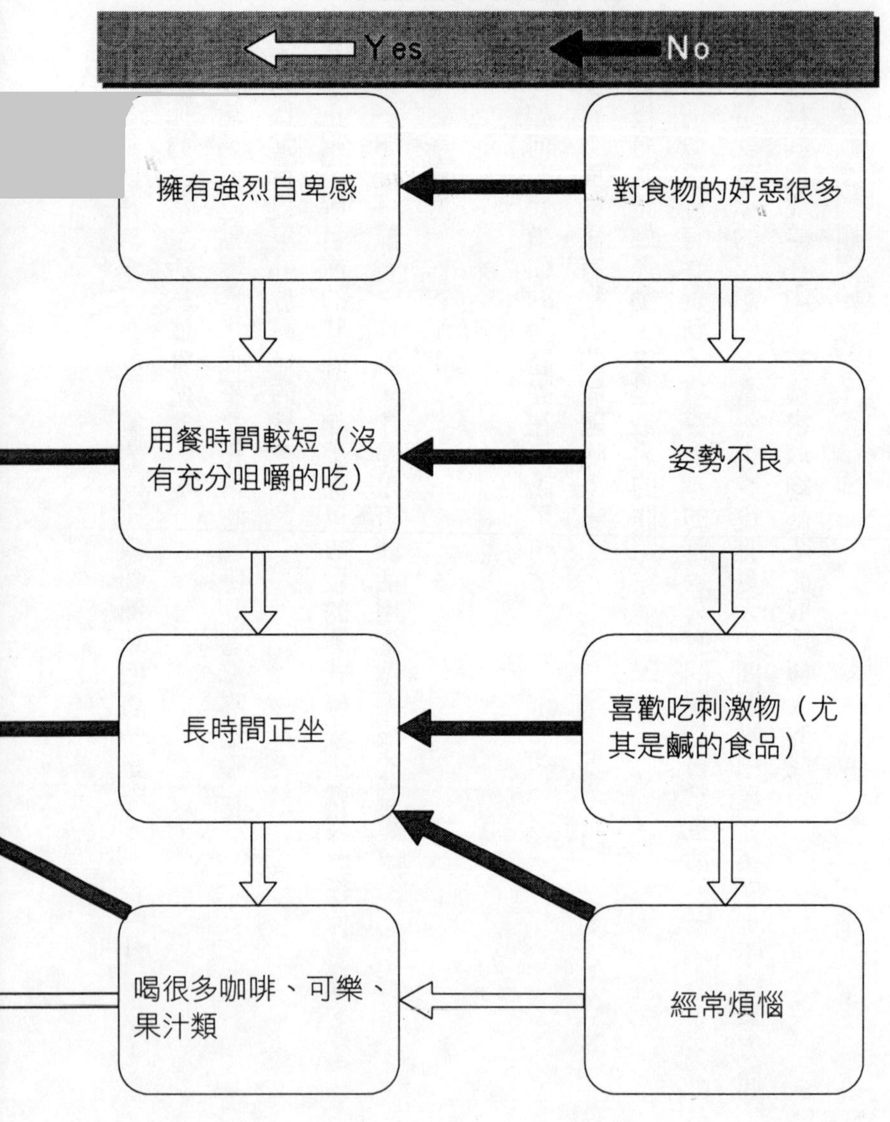

Yes
No
擁有強烈自卑感
對食物的好惡很多
用餐時間較短（沒有充分咀嚼的吃）
姿勢不良
長時間正坐
喜歡吃刺激物（尤其是鹹的食品）
喝很多咖啡、可樂、果汁類
經常煩惱

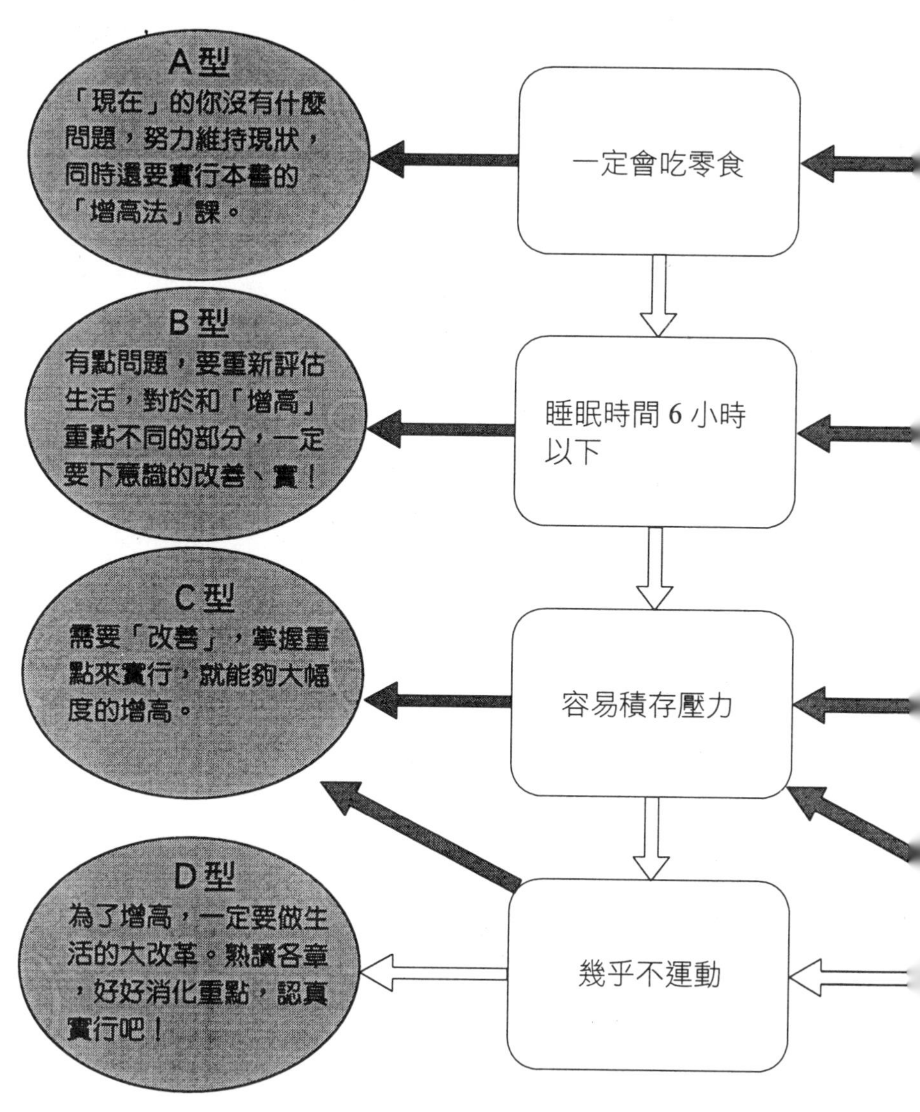
A型
「現在」的你沒有什麼問題，努力維持現狀，同時還要實行本書的「增高法」課。
一定會吃零食
B型
有點問題，要重新評估生活，對於和「增高」重點不同的部分，一定要下意識的改善、實！
睡眠時間 6 小時以下
C型
需要「改善」，掌握重點來實行，就能夠大幅度的增高。
容易積存壓力
D型
為了增高，一定要做生活的大改革。熟讀各章，好好消化重點，認真實行吧！
幾乎不運動

增高的營養素

飲食是我們的熱量源、增高的原動力。最重要的當然是攝取均衡的營養。對於增高而言，不可或缺的營養素就是「鈣質」、「蛋白質」、「維他命」及「食物纖維」。

「我知道鈣質或維他命啊，但太過專業了，我不太了解。」

當然你會有這樣的疑問。我並不是要向各位介紹營養學的專門知識。只要把這些當成基本知識記住就可以了。

為了讓大家大量、均衡的將這些營養素攝取到體內，因此我提出「川畑式五大營養食品」攝取法。

也就是「牛乳」、「沙丁魚」、「菠菜」、「胡蘿蔔」、「橘子」。

稍後為各位說明上述食品，也可以攝取代替的食品。

關於各種效果，稍後也一併為各位詳細說明。在此，先探討營養素與身高的關連。

好好補充鈣質

骨骼、肌肉的成長、發達，對於身高而言是不可或缺的要素。談到骨骼就會想到鈣質。骨的無機成分九十七％都是由鈣鹽構成的，因此，充分攝取鈣就能使骨骼成長，同時也能長高。

遺憾的是，國人飲食內容中最缺乏的就是鈣。

根據日本厚生省保健醫療局健康增進營養課進行的調查，得知這個事實。將蛋白質、維他命及鐵等的攝取量加以比較進行調查，結果顯示鈣並未達到基準量（必須攝取量）。

在身高成長迅速的十歲層時期，包括鈣、磷、鎂、鐵、鉀、鈉等礦物質（無機質）是必要的。一定要下意識多攝取容易缺乏的鈣。

根據我們進行的動物實驗，發現鈣缺乏會延遲發育。將二十隻老鼠分為四群，更換飼料的品質，觀察其發育狀況。結果發現給予充足鈣質飼料的老鼠，和給予缺乏鈣質飼料的老鼠相比較時，前者擁有非常好的發育狀況。

所以，鈣對於身高及身體整體的發育而言，都會造成極大的影響。

成為血肉的蛋白質

蛋白質的影響如何呢？

由飲食攝取到體內的蛋白質會成為血或肉，長高除了骨骼成長外，肌肉發達也是不可或缺的。因此大量攝取良質蛋白質，就能促進肌肉發達。此外，掌握身高關鍵的成長激素的分泌，也必須藉著充分攝取蛋白質以促進。

最近也了解以下的事實。也就是，為了提高鈣質的有效吸收率，需要良質蛋白質。即使積極攝取鈣質，但一旦蛋白質缺乏時，也無法使鈣質被吸收。

如果想充分活用吸收的鈣質，蛋白質的攝取是絕對的條件。

促進成長的維他命類

維他命包括A、B群、C、D等，種類繁多。對於長高或身體發育而言，都是不可或缺的物質。

維他命B_2別名成長促進維他命，與身體的發育有密切的關係，一旦缺乏時會延遲成長。

就骨的成長而言，維他命D很重要。維他命D能促進鈣的吸收，在體內成為骨，幫助骨骼成長。

因此，維他命D缺乏時，無法形成較硬的骨，脊椎等會彎曲，形成佝僂病。

此外，維他命D、A、B、C都是當蛋白質在體內再合成時，能夠加以促進的輔酶。所以對於骨的成長，以及成為肌肉根源的蛋白質合成，能夠發揮極大力量的就是各種維他命。

去除不需要物質的食物纖維

過去食物纖維對身體而言是「無用之物」。無法被消化酶消化、無法被吸收是主要理由。但目前的評價出現一百八十度的轉變，因為它是非常有用的營養素，而確保了它的地位。

食物纖維具有無法被消化的性質，因此能夠使腸內的有害物加速排出，使腸內乾淨。此外，能夠抑制膽固醇或脂質等超出必要被吸收。

也就是說，能夠提高腸的機能，幫助對於身體發育（＝增高）有效營養素的消化、吸收順利進行，同時使對於身體有害的物質得以迅速排除。

川畑式五大營養食品

「相信各位已經有點了解增高必要的飲食是什麼了！」

也許你有這種感想。每天積極攝取「增高營養素」鈣質、蛋白質、維他命、食物纖維的慾望是否已經湧現了呢？

接下來是川畑式五大營養食品登場。就是「牛乳」、「沙丁魚」、「菠菜」、「胡蘿蔔」、「橘子」。以下一一說明它們具有的優良「增高效果」。

【牛乳】

詢問突然長高的人，長高的理由。

「每天喝很多牛乳真是太棒了！」

經常有人這樣回答。事實上，牛乳的增高效果極大。

牛乳中含有豐富鈣質，而且鈣質以身體容易吸收的形態存在於牛乳中。

此外，還有很多食品含有大量鈣質，但其中不少都是身體很難吸收的形態。

牛乳中的鈣質容易被吸收，就是因為它和磷及鎂等其他礦物質維持平衡。

牛乳中所含的鈣與磷的比率為「一：〇·九」，這是吸收鈣時的理想比率。也就是說，牛乳中的鈣能夠毫不浪費的完全被吸收，成為骨的成分。

與其他礦物質之間的分配也非常絕妙。蛋白質是良質蛋白質，對於成長激素分泌的活性化也有效。

「但是，我不喜歡喝牛乳，一喝就拉肚子。」

也許有些讀者會這麼說。不少人因為喝牛乳引起下痢或過敏。但只要在飲用法下點工夫就能克服這些問題。

首先建議各位「從少量開始挑戰」。就從一湯匙的熱牛乳開始吧！喝的時候不要「咕嚕」一聲一飲而盡，應該好像咀嚼似的，就能緩和刺激。

或加入咖啡、紅茶中一起喝，或加入燉肉中食用，都是消除拒絕意識的做法。

此外，有時會出現過敏等症狀，這時可以使用同樣屬於乳製品的優格或乳酪代替牛乳。

問題在於飲用量，任何事物都是「過猶不及」。不要拚命飲用。一天以四百cc為適量。但是，容易流汗、暑熱時期或參加社團活動等，運動時可以稍微增量，一天喝六百cc也無妨。

總之，喝牛乳能產生滿腹感，變成不愛吃東西就會造成不良影響。所以，營養均衡的飲食可說是增高的最基本重點，希望各位不要忘記這一點。

【沙丁魚】

對於國人而言沙丁魚是非常普遍的魚。現在到處充滿美食，隨時可以吃到豪華美味，但過去沙丁魚卻是最棒的蛋白質源。

沙丁魚具有非常好的增高效果，含有良質蛋白質及豐富鈣質，其他營養素也非常均衡，當然可以產生這種效果。

提到蛋白質，很多人會想到牛肉或豬肉。的確，如果比較牛肉與沙丁魚，兩者所含的蛋白質沒有很大的差距。

但對於增高有效的其他營養素而言，沙丁魚比牛肉含有更多。

以鈣質而言，一百公克牛肉中只含六公克，但沙丁魚中含量卻是它的十六倍。

鈣質含有量也超過其他魚類，和鯛魚相比多三倍以上。此外，和鈣質同樣屬於骨骼成分的磷含量也比鯛魚多二倍。

沙丁魚所含的各種維他命含有量都非常的優秀，維他命A是牛肉的六倍，促進鈣質吸收的維他命D為鯛魚的六十六倍。

最近注意到的是DHA（二十二碳六烯酸）、EPA（二十碳五烯酸），含量也非常豐富。這些物質能夠抑制血中膽固醇，具有防止動脈硬化的作用，沙丁魚的EPA含有量為鯛魚的三倍以上。

此外，牛肉的脂肪容易蓄積在體內而導致肥胖，沙丁魚的脂肪卻有容易成為熱量的性質。

沙丁魚的吃法為，將魚整尾煮軟，連骨和內臟整個吃比較理想。若是吃沙丁魚乾，可以整個嚼碎吃下。覺得「我自己一個人住，做菜實在很麻煩」的單身貴族，可以利用沙丁魚罐頭。但罐頭等加工製品去除魚骨，因此失去維他命A或C等，還是新鮮調理的魚比較好。

可以代替沙丁魚是竹筴魚、秋刀魚、鯖魚、魩仔魚、小乾白魚、櫻蝦等。每天餐桌上都擺著沙丁魚而覺得「厭倦」時，可以巧妙利用這些替代品。食量方面，沙丁魚一天為八十公克（較大的一尾），其他魚類為秋刀魚九十五公克（中一尾）、鯖魚九十公克（一塊）、竹筴魚一五〇公克（大一尾）為大致標準。

【菠菜】

鮮綠色的菠菜是維他命的寶庫。五大營養食品中第一個列舉的牛乳，含有豐富蛋白質、鈣質及礦物質，但缺少維他命A與C。能夠加以補充的就是菠菜。菠菜的維他命A與C含有量非常多。

菠菜一百公克中所含的維他命C為一百毫克。為高麗菜的三倍、茄子的十七倍，同時維他命A含量也是高麗菜的九倍。當然也含有維他命B_1和B_2。B_1含量為高麗菜的二・六倍，B_2為四・六倍。

這些維他命類能促進內臟器官的發育、成長，體內蛋白質再合成時具有輔酶的作用，也就是說，能使整個身體強健（當然也能長高）。

「但不太適合吃過多，聽說會得結石……。」有些讀者也許擁有這些「知識」。的確，根據研究報告顯示，吃菠菜後容易在膀胱、腎臟、膽囊等處出現結石。

這是經由動物實驗證明的事實，但問題在於吃的量。人類形成結石，必須每天持續吃一公斤以上菠菜，但現實的飲食生活中不可能這麼做。

我建議一天吃一百公克菠菜，這樣就不用擔心結石的問題。造成結石的原因是草酸鈣。菠菜中含有草酸，但燙過去除澀液就能使草酸消失。

對增高有效的「5 大營養食品」

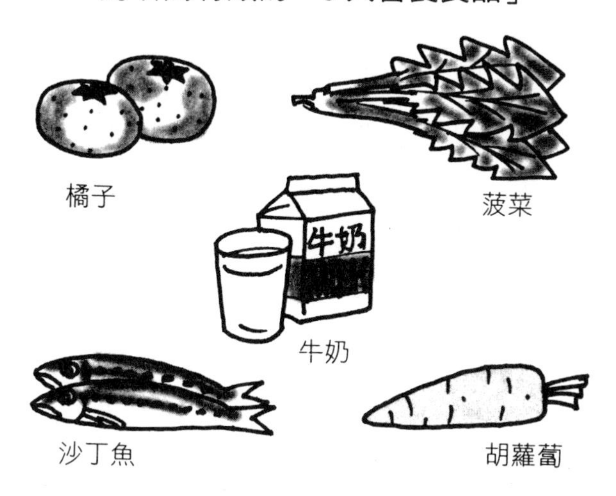

不足的 5 大營養食品的代用品

5 大營養食品	代用食品的標準		
牛奶 400cc	優格（全脂無糖）400g	乳酪 160g1 個	傳統豆腐 250g 約 1 塊
沙丁魚 80g 大 1 尾	秋刀魚 95g 中 1 尾	鯖魚 90g1 塊	鯧魚 150g 大 1 尾
菠菜 100g 1/3 束（約 5~6 棵）	水菜 160g 1/2 束	茼蒿 120g	海帶芽 150g
胡蘿蔔 100g	南瓜 80g	韮菜 140g 2 束弱	細香蔥 130g
橘子 200g 中 1~2 個	草莓 160g 8~14 粒	奇異果 140g 小 2 個	葡萄柚 200g 小 1 個

做成燙菠菜或是和肉及其他蔬菜一起炒，或加上炸過的培根做成沙拉等，使菠菜的吃法富於變化，一天吃一百公克應該不困難。

除了菠菜外，含有豐富維他命類的蔬菜還包括雞兒腸、小油菜、水菜（一六〇公克）、青椒、萵苣、南瓜、茼蒿（一二〇公克）、海帶芽（一五〇公克）等，可以變化使用，擺在餐桌上。

【胡蘿蔔】

不少人討厭吃胡蘿蔔，尤其年輕的一代，對於它那獨特的香氣產生排斥。但胡蘿蔔和菠菜同樣含有豐富的維他命類，其中維他命A較多，為南瓜的十一倍以上。此外還含有維他命B_1、B_2、B_{12}、C、D等，維他命平衡可稱超群。

將胡蘿蔔削皮後切成細絲，或是切成棒狀，淋上調味醬或美乃滋生吃，這是最好的吃法。生吃時胡蘿蔔中的胡蘿蔔素可以和脂肪一起攝取，提高吸收力。

對於生吃方式具有抵抗感的人，可以把胡蘿蔔剁碎，當成各種料理材料使用。煎蛋捲、做漢堡、做肉丸子、做炒飯……時，混入一些胡蘿蔔，吃起來就不會太在意了。此外，也可以當成味噌湯或火鍋的菜碼。

一天攝取量最好達一百公克。最初可以少量攝取，習慣味道和香氣後，炸來吃、煮來吃或是生吃也不錯。胡蘿蔔的代用食包括南瓜（八十公克）、韮菜（一四〇公克）、細香蔥（一三〇公克）等。

【橘子】

國內的水果種類繁多，其中具有增高效果的以橘子排名第一。

我們將橘子和蘋果這種大眾化水果比較一下，以了解其營養程度吧。

成為骨骼成分的鈣質，橘子一百公克中有十五毫克，蘋果是五毫克，約為蘋果的三倍。幫助骨骼成長，具有輔酶作用的維他命A，橘子含量為蘋果的三倍。

此外，成為熱量的碳水化合物，分解活用所需要的維他命B_1多達五倍，維他命C多達八倍。

吃法方面只要生吃就夠了，一天吃二個較好。

「可以用新鮮的果菜汁代替嗎？」也許有人會這麼問。百分之百的果菜汁榨汁後，部分維他命C會遭到破壞，接觸空氣時會氧化。罐頭食品中缺乏各種維他命類，而且含有砂糖或其他添加物，所以最好不要使用。

橘子屬於季節性水果，未上市時可以吃同為柑橘系列的水果。吃夏橙、臍橙、柳橙、葡萄柚、八朔橘、檸檬等可以得到同樣的效果。同時，含豐富維他命C的草莓（八～十四顆）、奇異果（小二個）或是葡萄柚（小一個）也不錯。

餐桌的菜單革命

相信大家已經記住川畑式五大營養食品了吧。每天都要吃這五種食品，這樣就完成了「增高飲食」。

評估以往的飲食，看看五者中欠缺哪些，立刻實行菜單革命吧。如果是單身貴族，對於「沙丁魚」、「菠菜」、「胡蘿蔔」等，可能不知道該如何攝取。

因此，以下為各位介紹一些能夠巧妙攝取五大營養食品的具體菜單例。

當然，在以下插圖式菜單例中，也可以加上變化。關於味道和調味法方面，也是依照「個人的口味」下工夫嘗試。

巧妙攝取 5 大食品的菜單建議

《牛乳凍》

材料 牛乳 200cc、罐頭橘子 30g、明膠 1 包、砂糖 40g。

作法 ①將明膠浸泡在水中。
②牛乳加熱到人體肌膚的溫度，倒入①調溶。
③去除餘熱之後，倒入器皿中，用橘子裝飾。
④放入冰箱冷卻、凝固。

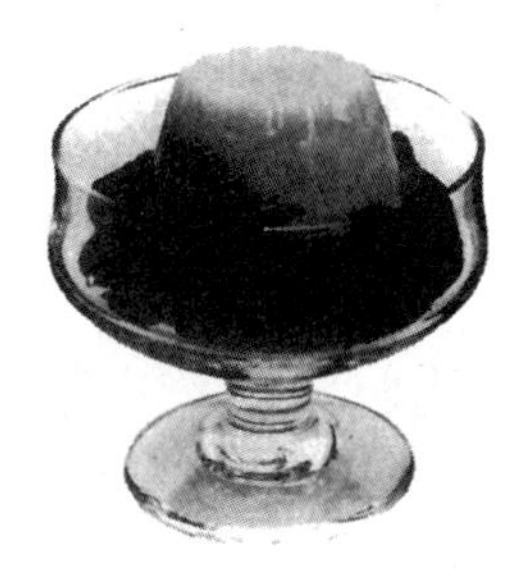

《梅肉炸沙丁魚》488Kcal

材料 沙丁魚中 2 尾、梅肉少許、麵粉 10g、蛋 15g、牛乳 15g、鹽少許、水、油。

作法 ①沙丁魚去除頭、骨，為了去除腥味，可以浸泡在牛乳中 10 分鐘，去除水分，沾上麵粉。
②在①的頭的地方鋪上梅肉，捲起。
③將麵粉、鹽、水、蛋混合之後，將②用油炸。

配菜 鋪上青江菜、洋蔥、萵苣等。

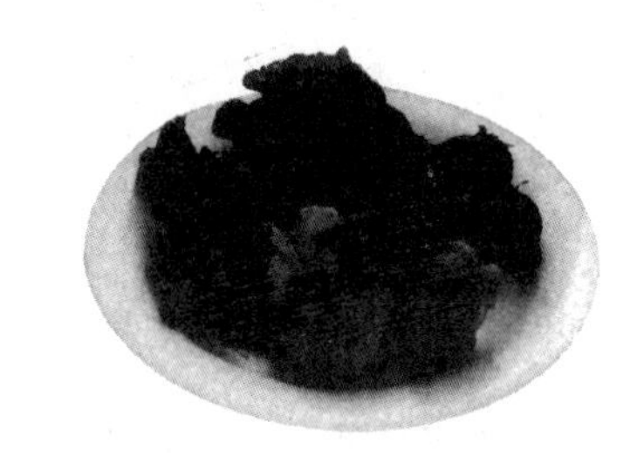

《菠菜焗鮭魚》330Kcal

材料 菠菜 100g、鮭魚 60g、奶油小 1×2、麵粉 7g、牛乳 80g、鹽、胡椒少許、乳酪（披薩用）30g

作法 ①菠菜煮過，瀝乾水分，擱置待用。
②鮭魚用奶油煎過，擱置待用。
③奶油、麵粉、牛乳做成白色調味汁，用鹽、胡椒調味。
④器皿中平均擺上①、②淋上③上面再鋪上乳酪，放入烤箱中烤成金黃色即可。

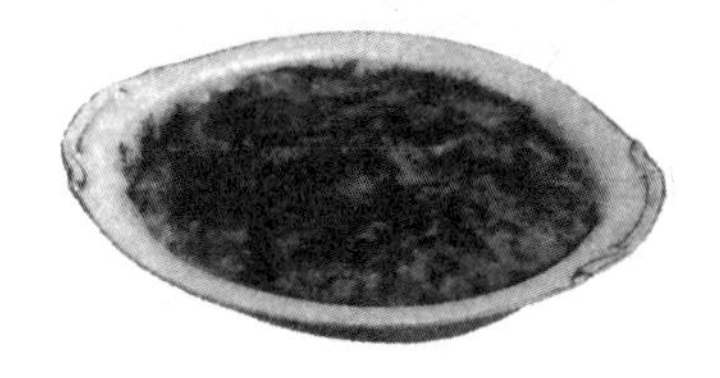

《煎牛肉》440Kcal

材料 沙丁魚中 1 尾、洋蔥 30g、豬、牛絞肉 40g、麵包粉 20g、牛乳 20g、蛋 15g、鹽、胡椒少許、牛肉 50g。

作法 ①沙丁魚去除頭、尾、骨，將肉剁碎。
②①中混合豬牛絞肉、炒過的洋蔥、麵包粉、牛乳、蛋、鹽、胡椒，做成漢堡
③用牛肉捲②用煎鍋煎。

配菜 綠蘆筍、水煮胡蘿蔔、水田芥。

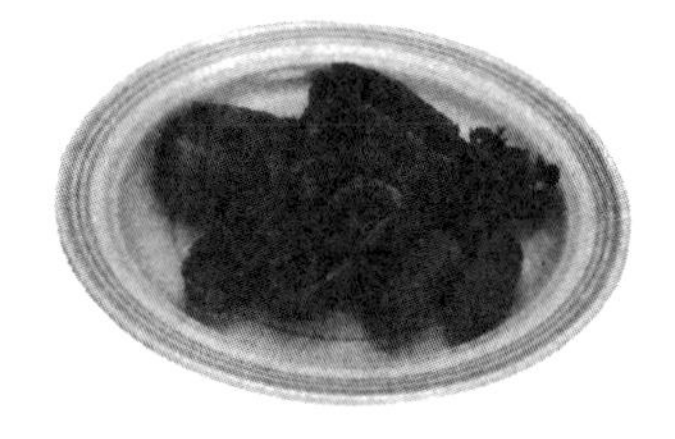

《菠菜拌花生》63Kcal

材料 菠菜 50g、砂糖 2g、醬油、花生 5g、高湯 5g。

作法 ①菠菜煮過，瀝乾水分擱置待用。
②花生用菜刀剁碎，與①混合，再與砂糖、醬油、高湯調拌的調味汁混合。

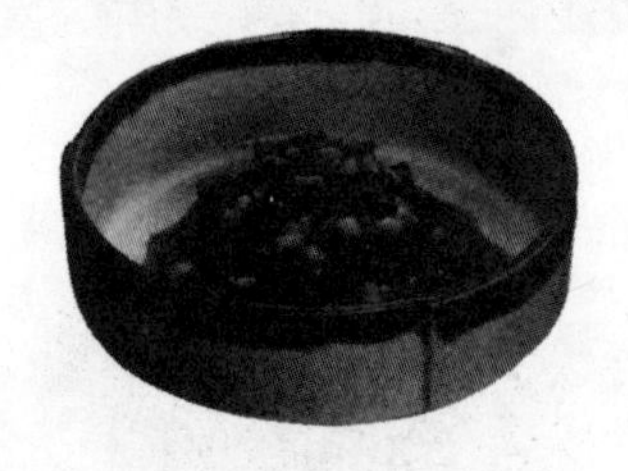

《葡萄乾沙拉》227Kcal

材料 胡蘿蔔 50g、葡萄乾 15g、蘋果 50g、美乃茲 20g。

作法 ①蘋果、胡蘿蔔切成銀杏形。
②葡萄乾、美乃茲、蘋果、胡蘿蔔涼拌。

配菜 荷蘭芹，
也可以加入 20g 的罐頭鮪魚，此時的熱量為 284Kcal。

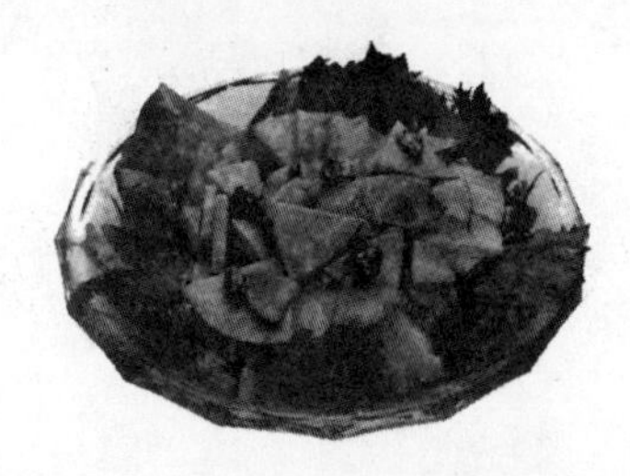

《胡蘿蔔湯》367Kcal

材料 胡蘿蔔 90g、洋蔥 15g、蔥（蔥白）15g、米 1 小匙、湯塊 1 個、牛乳 1/2 杯、鮮奶油 1/8 杯、麵包少許、奶油 1 大匙、荷蘭芹少許。

作法 ①胡蘿蔔對半縱切後，切成薄片。洋蔥和蔥剁碎。。
②鍋中融化奶油，放入①，炒過之後加入 1/2 杯的水和湯塊，煮滾之後撈除澀液，再煮 10 分鐘。
③放入果汁機中攪拌之後，倒回鍋中加入牛乳略煮，用鹽、胡椒調味，加入鮮奶油。
④最後撒上麵包、荷蘭芹裝飾。

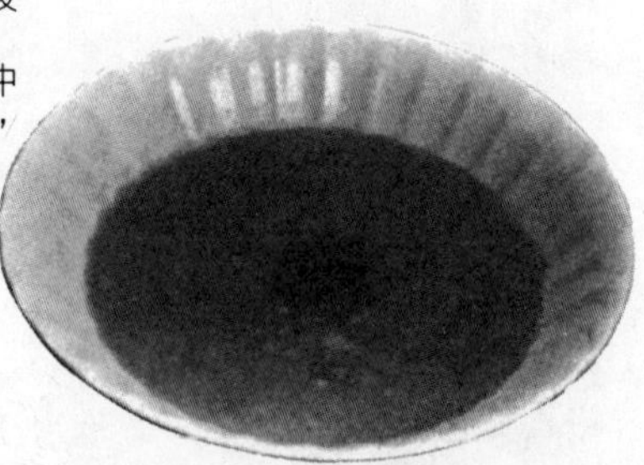

吃法四大重點

相信五大營養食品已經在各位讀者的餐桌上登場。五大營養食品隱藏非常棒的「增高效果」。希望百分之百發揮效果，還是有些重點。

也就是「吃法」。既然是優良食品，在體內一定要有效的被消化、吸收，否則無法使骨骼和肌肉發達，同時也無法使得整個身體完全發育，掌握其關鍵的，就在於吃法。吃法重點分為四項。

1　咀嚼三十次

第一個重點是「咀嚼三十次」。

請各位想想自己的飲食形態，吃進嘴巴的東西是否立刻吞下去呢？

「聽你這麼說……」

相信很多人都會發現的確如此。但是，這樣無法充分消化吸收食品。

充分咀嚼食物時，不僅將食物磨碎，同時也能提高消化吸收率。

越咀嚼越能使消化酶分泌到唾液中，食物從口通過食道送入胃腸時，也能使消化液分泌旺盛。

食物吞下後的消化吸收是由各器官自動進行，因此能靠自己的意志調整的，只有「咀嚼」這個行為而已。

如果咀嚼會對最後的消化吸收造成極大的影響，那麼，怠忽咀嚼就好像自己主動放下手邊的武器一樣，那真是太浪費了。

食物吃進嘴巴時，一定要咀嚼三十次。我自己也實行「一口三十次」的方法。這樣的確能夠飛躍提升消化吸收率。

事實上，擁有慢性胃腸病或是身體較弱的少年，實施充分咀嚼法後，不僅增高，同時擁有壯碩的體格，在我這兒已經看過許多這種例子。此外，用餐時不要攝取太多水分，這點也很重要。

理由當然是，因為水分會稀釋消化酶或消化液，使其無法充分發揮作用。

2 快樂用餐

第二個重點就是「快樂用餐」。消化液的分泌或胃腸的蠕動運動，會受到精神狀態影響。擁有煩惱、心情沈重，用餐時消化液的分泌無法充分進行，胃或腸的蠕動運動也無法發揮正確的機能。

首先就是，食物吃起來是不是覺得不好吃呢？

飲食的重點是，眼睛看到料理的菜色、享受引起食慾的風情、鼻子聞到食物的香氣，用舌頭仔細品嘗，然後才能擁有吃的喜悅，才能使唾液、胃、腸、胰臟或肝臟等與消化吸收有關的器官之消化酶、消化液分泌旺盛。

3　飯後躺十分鐘

「飯後至少要躺十分鐘」也是重點。有些讀者也許會認為吃完東西後，不可以立刻躺下來。

過去認為吃完東西就躺下來就像牛一樣，是很不禮貌的行為，事實上這是錯誤的想法。為使消化器官在飯後充分發揮作用，要將身體放輕鬆、心情也放鬆，躺下是最好的方法。

外食時當然無法這麼做，但在自宅吃早餐或晚餐後，飯後要擁有十分鐘的休息時間。同時，也要注意用餐時的姿勢。

經常看到有人在餐桌前彎腰駝背的吃東西，上身往前傾的姿勢會壓迫胃或腸。很明顯會造成不良影響。用餐時一定要挺直背肌，保持不會對胃腸造成負擔的姿勢。

4 不要吃點心、宵夜

第四項重點是「不要吃點心、宵夜」。

現代年輕人的飲食生活是不吃早餐，用餐時間也亂七八糟。其結果，就可能吃點心或深夜吃宵夜。

但點心或宵夜會導致營養平衡失調。請各位想想吃點心或宵夜時所吃的東西。

「因為肚子很餓啊，就吃了洋芋片。」

「已經過了十二點了，睡前吃一包速食麵應該沒問題吧！」

這可能是一般的方法吧。也就是說，點心或宵夜吃的大都是零嘴、麵、飯糰等，以澱粉或醣類為主要成分的食物。

但是，這些食物中沒有蛋白質、鈣質等維他命及礦物質類。

即使肚子吃飽了，卻導致營養平衡失調，當然也不可能有增高效果。

所以，一定要下定決心完全廢止點心、宵夜。

三餐好好的吃，內容以五大營養食品為基本，就能攝取均衡的營養。

只要大家用點心，就能辦到以上「飲食四大重點」。持續一陣子，自然就能培養理想的吃法。這的確能成為增高的一大力量，要儘早養成這種生活習慣。

理想的一週菜單與各季節菜單

在此說明增高飲食的基本項目。

「這麼說來應該可以實行囉！」

如果你有這種感想的話，請你再次利用最初的觀點，檢查你的飲食生活。

從開始實行過了二週後，有沒有什麼問題或不夠的地方，必須進行檢討。

「雖說要好好攝取五大營養食品，但光是想每天的菜單就覺得很麻煩……。」

「早、中、晚哪一餐才能攝取到五大營養食品呢？讓我覺得很迷惘。」

相信許多讀者都會有這種反應。

每天飲食需要富於變化，為了快樂享受美味，菜單的工夫是不可或缺的。

在此給各位一些暗示。

我想的「一週菜單」與「各季節菜單」，一定含有五大營養食品，而且也考慮整體營養均衡的問題。所以考慮自己獨特的菜單時，可以當成參考。

【一週菜單】

這兒的菜單已經接近理想，介紹星期一到星期日一週七天的「早餐」、「午餐」、「晚餐」，可以自由搭配組合。

例如，星期一吃「星期一的早餐」、「星期三的午餐」、「星期六的晚餐」這種搭配組合，效果也相同。但讀者們一定要牢記的是，一定要將五大營養食品納入一天的菜單中。

在家庭中負責飲食的「媽媽」，可以將一覽表放大影印互相傳閱。擅長做菜的媽媽相信能迅速掌握重點，而且考慮如何變化菜單。

問題在於單身者，如果自己烹調非常麻煩時，可以活用連鎖店的配菜。

現在連鎖店的配菜菜單相當充實，相信以五大營養食品為素材的菜單不餘匱乏，利用這個方法也能改善飲食。

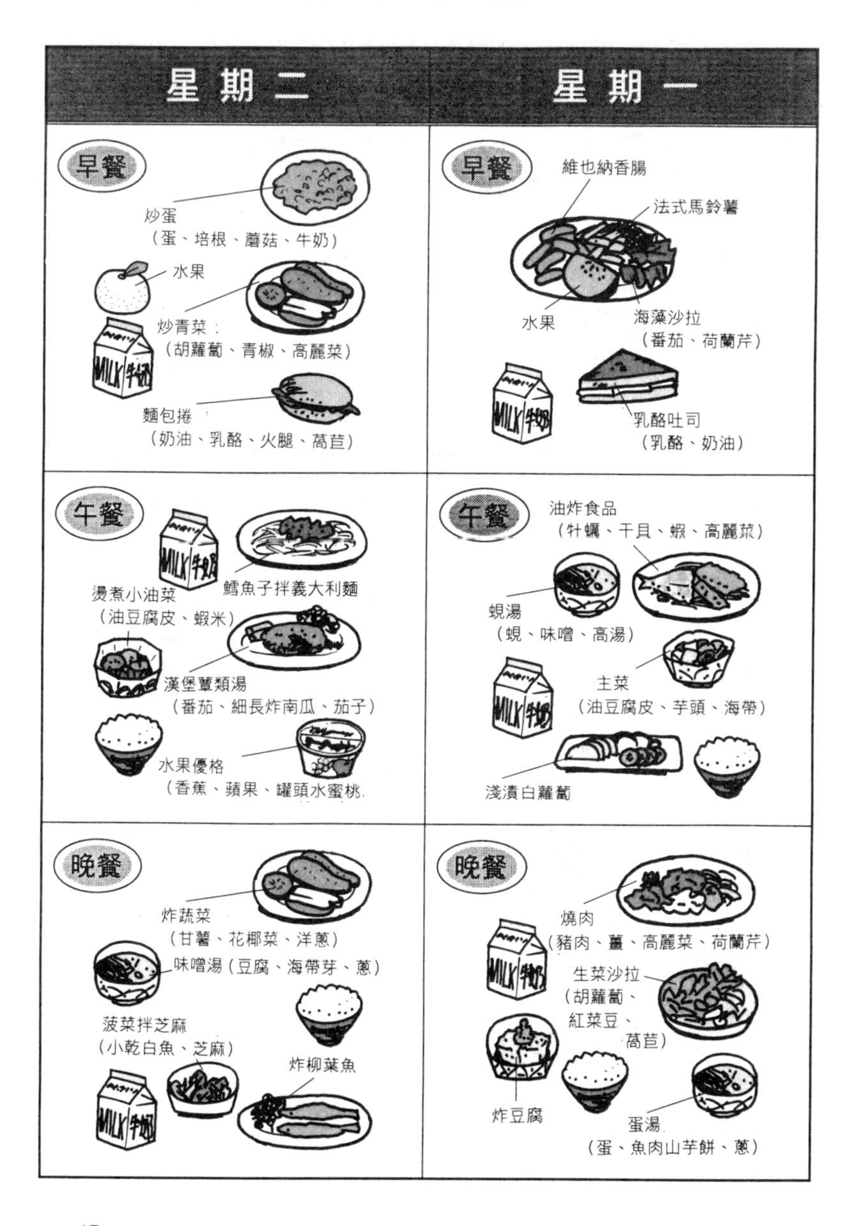
星期二
星期一
早餐
炒蛋
（蛋、培根、蘑菇、牛奶）
水果
炒青菜：
（胡蘿蔔、青椒、高麗菜）
麵包捲
（奶油、乳酪、火腿、萵苣）
早餐
維也納香腸
法式馬鈴薯
水果
海藻沙拉
（番茄、荷蘭芹）
乳酪吐司
（乳酪、奶油）
午餐
鱈魚子拌義大利麵
燙煮小油菜
（油豆腐皮、蝦米）
漢堡蕈類湯
（番茄、細長炸南瓜、茄子）
水果優格
（香蕉、蘋果、罐頭水蜜桃
午餐
油炸食品
（牡蠣、干貝、蝦、高麗菜）
蜆湯
（蜆、味噌、高湯）
主菜
（油豆腐皮、芋頭、海帶）
淺漬白蘿蔔
晚餐
炸蔬菜
（甘薯、花椰菜、洋蔥）
味噌湯（豆腐、海帶芽、蔥）
菠菜拌芝麻
（小乾白魚、芝麻）
炸柳葉魚
晚餐
燒肉
（豬肉、薑、高麗菜、荷蘭芹）
生菜沙拉
（胡蘿蔔、
紅菜豆、
萵苣）
炸豆腐
蛋湯
（蛋、魚肉山芋餅、蔥）
MILK 牛奶

	星期四	星期三
早餐	吐司麵包（奶油） 番茄湯（培根、火腿、馬鈴薯、洋蔥、番茄） 清爽沙拉（鬆軟白乾酪）（羊栖菜、小黃瓜、胡蘿蔔、加州梅）	葡萄乾、麵包 優格 水果優格 香蕉雪克（牛乳、香蕉、蜂蜜） 煮蛋 胡蘿蔔凍、加州梅 果凍 蘋果 炒青菜（豬肉、白菜、胡蘿蔔、蔥、香菇）
午餐	什錦披薩（培根、火腿、花枝、蘑菇、青椒、洋蔥、乳酪） 玉米湯（玉米、牛乳） 雞蛋沙拉（蛋、四季豆、胡蘿蔔、綠蘆筍）	義大利肉醬麵（牛絞肉、胡蘿蔔、青椒、西洋芹、乳酪粉） 焗馬鈴薯（蝦） 青豆沙拉（洋蔥、萵苣、小黃瓜、荷蘭芹、海帶芽、核桃）
晚餐	碎牛肉（牛肉、馬鈴薯、胡蘿蔔、荷蘭芹、番茄醬） 法式沙拉（高麗菜、青椒、小黃瓜、荷蘭芹） 雞肉炒檟如果（雞肉、檟如果、慈姑、白果、胡蘿蔔、香菇）	燉菜（雞肉、馬鈴薯、胡蘿蔔、洋蔥、牛乳、乳酪） 燙菠菜（菠菜、小乾白魚、柴魚片） 什錦水果（奇異果、蘋果、木瓜） 鹽燒紅鮭魚

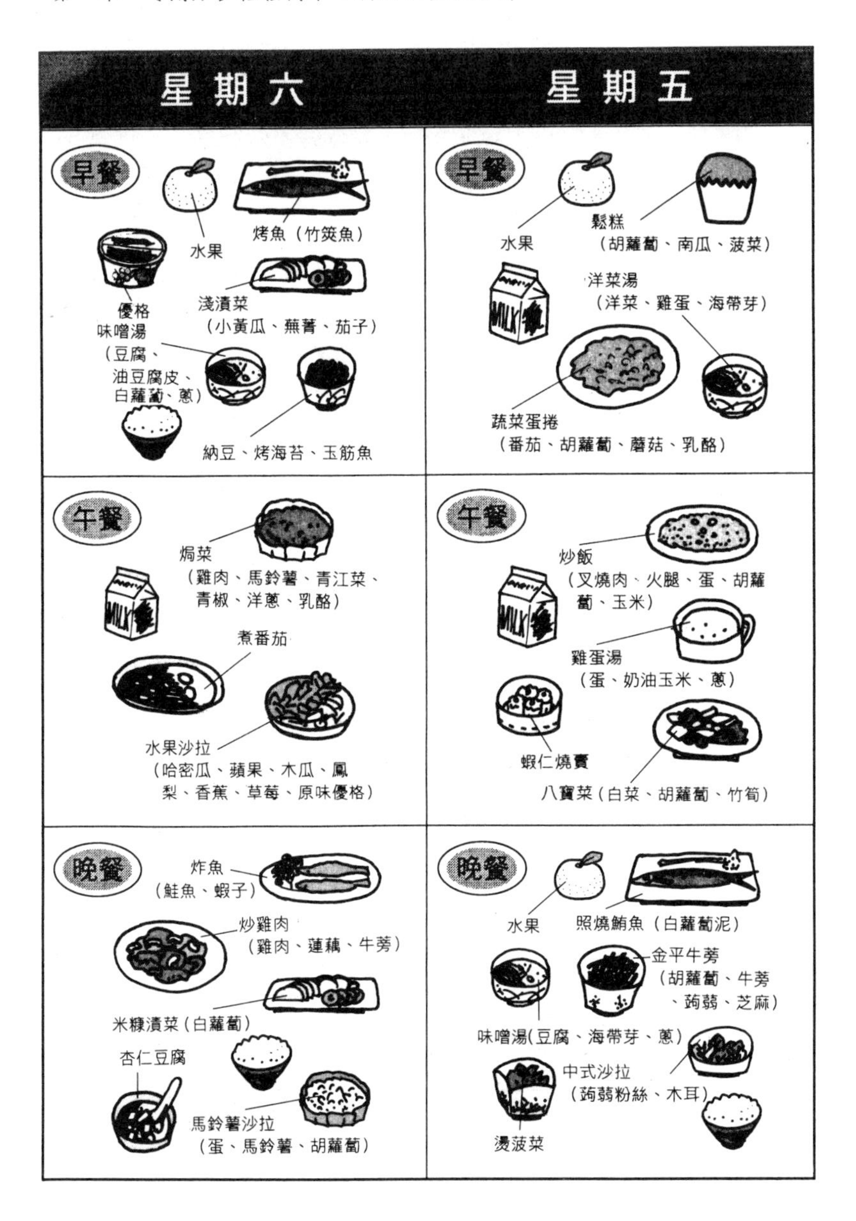
星期六
星期五
早餐
水果
烤魚（竹筴魚）
優格
淺漬菜
（小黃瓜、蕪菁、茄子）
味噌湯
（豆腐、
油豆腐皮、
白蘿蔔、蔥）
納豆、烤海苔、玉筋魚
早餐
水果
鬆糕
（胡蘿蔔、南瓜、菠菜）
洋菜湯
（洋菜、雞蛋、海帶芽）
蔬菜蛋捲
（番茄、胡蘿蔔、蘑菇、乳酪）
午餐
焗菜
（雞肉、馬鈴薯、青江菜、
青椒、洋蔥、乳酪）
煮番茄
水果沙拉
（哈密瓜、蘋果、木瓜、鳳
梨、香蕉、草莓、原味優格）
午餐
炒飯
（叉燒肉、火腿、蛋、胡蘿
蔔、玉米）
雞蛋湯
（蛋、奶油玉米、蔥）
蝦仁燒賣
八寶菜（白菜、胡蘿蔔、竹筍）
晚餐
炸魚
（鮭魚、蝦子）
炒雞肉
（雞肉、蓮藕、牛蒡）
米糠漬菜（白蘿蔔）
杏仁豆腐
馬鈴薯沙拉
（蛋、馬鈴薯、胡蘿蔔）
晚餐
水果
照燒鮪魚（白蘿蔔泥）
金平牛蒡
（胡蘿蔔、牛蒡
、蒟蒻、芝麻）
味噌湯(豆腐、海帶芽、蔥）
中式沙拉
（蒟蒻粉絲、木耳）
燙菠菜

星期日
早餐
水果
烤吐司麵包
（火腿、乳酪、奶油）
炒蛋
MILK
鮪魚沙拉
（罐頭鮪魚、洋蔥、美乃茲、番茄、
粉吹芋、玉米）
午餐
MILK
海鮮炒飯
（花枝、蝦、雞肉）
藥味
（乳酪粉、沙丁魚肉、核桃、福神漬菜）
生菜沙拉
（番茄、四季豆、胡蘿蔔、洋蔥）
晚餐
豬肉湯
（豬肉、馬鈴薯、牛蒡、蒟蒻、胡蘿蔔）
乳酪蛋糕、加州梅
香味炸雞肉
（雞肉、杏仁、荷蘭芹）
溫熱蔬菜
（胡蘿蔔、花椰菜、蕪菁）

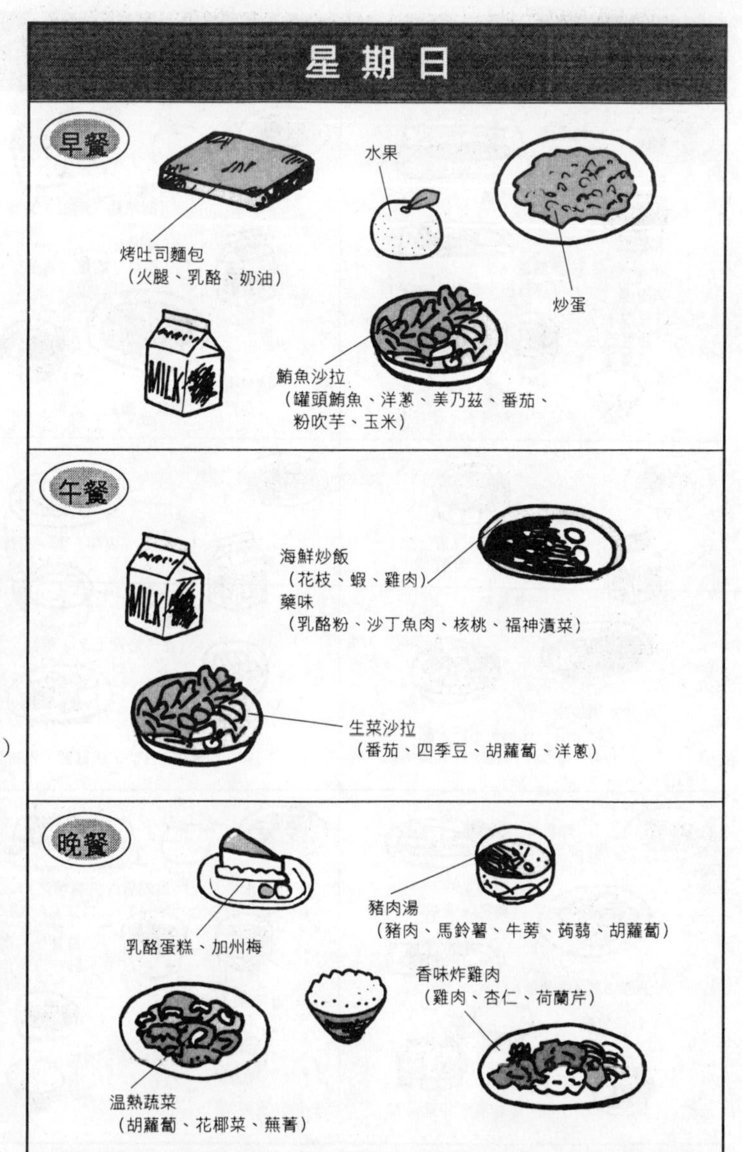

※菜單是由池田文子（財全國學校營養師協議會副會長）製作

【四季菜單】

國內四季都出產各式當令食材。

「眼睛看到青葉，當令季節的初鰹。」

的確，品嚐當令季節的食品，才是飲食的一大樂趣。而「增高飲食」也納入這項要素。

積極活用季節食材很重要。

在每個季節應該注意的重點，也藉著以下的菜單加以達成。

例如，迎向新學年，因為升學而進入新環境的「春天」，熟悉環境之前會持續緊張感，這時的菜單就要選擇不會對於緊張的消化器官造成負擔、容易消化吸收的食物。

在暑熱、體力消耗的「夏天」，為避免夏日懶散症，所以要充分攝取蛋白質和維他命。

到了食材豐富的「秋天」時，可以以此為主組合菜單。

嚴寒的「冬季」時，利用根菜類等溫熱食品，製作當令菜單。

「春天」的理想菜單

	菜單
早餐	飯 味噌湯（豆腐、筍子、海帶芽、文蛤、四季豆） 美乃茲燒燕魚（燕魚、美乃茲、糖醋薑） 燙小油菜（小油菜、油豆腐皮、胡蘿蔔、小乾白魚） 優格 草莓
午餐	飯 油炸菜（鯡魚、花枝、蝦、春柳、青椒、胡蘿蔔） 白蘿蔔泥 醋漬菜（章魚、小黃瓜、海蜇） 煮豆（大豆、海帶） 夏橙果凍
晚餐	竹筍飯（竹筍、油豆腐、胡蘿蔔） 湯（鵪鶉蛋、四季豆、魚肉山芋餅） 炸牡蠣（牡蠣、蝦、高麗菜） 馬鈴薯沙拉（馬鈴薯、煮蛋、小黃瓜、胡蘿蔔） 奶凍（罐頭橘子）

春天時，人體的新陳代謝非常旺盛，同時也是身體長高的季節。另一方面，「春眠不覺曉」，也是身體容易倦怠的季節，這種倦怠可藉由維他命豐富的食品來解決。

春天的葉菜類非常豐富，還有山菜也具有非常豐富的食材。良質蛋白質以及鈣質等礦物質，還有維他命類，其中維他命 B 群是消除疲勞的重要營養素。此時還是貝類美味的季節，要充分攝取蔬菜及牛乳。

「夏天」的理想菜單

	菜　單
早餐	奶油吐司麵包 番茄湯（培根、火腿、花枝、番茄、荷蘭芹） 法式馬鈴薯 乳酪 咖哩炒蔬菜（胡蘿蔔、青椒、茄子、細長夏南瓜、玉米） 什錦水果（哈密瓜、鳳梨、葡萄、香蕉）
午餐	海頭紅飯（海頭紅、芝麻、鹽） 味噌湯（馬鈴薯、胡蘿蔔、洋蔥、海帶芽） 涮肉冷盤 （白蘿蔔妮、豬肉、豆芽菜、香菇、胡蘿蔔、芝麻） 牛乳 西瓜
晚餐	飯 照燒雞肉、七味、薑（雞肉、香菇、四季豆、高麗菜） 煮菜（南瓜、秋葵、海帶） 海藻沙拉 牛乳

夏天因為天氣熱，所以發汗作用旺盛。礦物質、維他命會和汗一起消耗掉。消耗掉的礦物質、維他命類應該從飲食中多攝取，否則會導致體力的減退。

此外，因為天氣太熱而造成食慾減退，所以喜歡吃清爽的食物。夏天要多攝取水分，同時攝取礦物質、蛋白質和維他命較多的飲食，如此就不容易得便秘。夏天的菜單有時可以吃冷的食物，但是有時也要花點工夫攝取溫熱的食品。利用香辛料增進食慾也不錯。

「秋天」的理想菜單

	菜　單
早餐	飯 味噌湯（豆腐、滑子蕈、蔥） 浦燒秋刀魚（秋刀魚、澱粉、油、芝麻、砂糖、醬油） 煮菜（培根、油、料理米酒、醬油） 木瓜奶凍
午餐	披薩餅（培根、火腿、乳酪、青椒） 玉米燉菜 （雞肉、奶油玉米、馬鈴薯、洋蔥、胡蘿蔔、牛乳、麵粉、奶油） 白蘿蔔沙拉（白蘿蔔、葡萄乾、胡蘿蔔、美乃茲） 柿子
晚餐	栗子飯（去殼栗子、醬油、高湯） 蛋湯（蛋、香菇、胡蘿蔔、菠菜、蔥） 照燒鮭魚（鮭魚、料理米酒、醬油、糖醋薑） 磯煮羊栖菜（油豆腐皮、大豆、竹輪、羊栖菜、胡蘿蔔） 烤布丁

所謂「秋日天高馬肥」，自然界的動植物會在秋天儲備過冬的體力。秋季的蔬菜、水果會豐富上市，均衡攝取營養能夠創造體力。秋天的菜單能夠攝取到平常飲食生活中很難攝取到的樹木的果實、芝麻、花生等，這些具有促進血液循環的食品，如此就可以創造冬天的健康。

秋天能夠儲備人體規律所需的營養，吃得好、多運動，讓微量的營養素進入體內，努力消耗掉多餘的能量。

「冬天」的理想菜單

	菜 單
早餐	飯 味噌湯（豆腐、滑子蕈、蔥、味噌） 納豆、烤海苔、魚板 白蘿蔔拌肉鬆(白蘿蔔、雞肉絞肉、料理米酒、醬油、澱粉) 牛乳 橘子
午餐	中華麵 （叉燒肉、煮蛋、豆芽菜、蔥、韮菜、高麗菜、胡蘿蔔、芝麻） 蘇打餅乾三明治（奶油乳酪、火腿、萵苣、荷蘭芹） 甜鹹大豆煮小乾白魚 （煮毛豆、小乾白魚、油、澱粉、砂糖、醬油）
晚餐	飯 奶油芝麻煮雞肉蔬菜 （雞肉、馬鈴薯、胡蘿蔔、洋蔥、牛乳、澱粉、芝麻） 煮魚（銀鱈、砂糖、醬油、牛蒡） 菠菜拌核桃（菠菜、胡蘿蔔、核桃、鬆軟白乾酪） 優格、橘子

冬天因為天氣寒冷，所以待在家中活動較多。因此，可能會運動不足。一旦運動不足，對於健康會造成各種不良影響。要盡可能到戶外去活動身體，同時沐浴在陽光中鍛鍊身體。冬天要以溫熱的料理為主，菜單中要有豐富的食物纖維。冬季蔬菜大都是根菜類，此外，橘子對於血管有好的作用。蘋果是對腸溫和的水果，下意識多吃一些。冬季蔬菜和牛乳的相合性極佳，因此也可以多花一點工夫作牛乳料理。

※菜單是由池田文子（（財）全國學校營養師協議會副會長）製作

不可以吃的東西

接下來檢查引起增高弊端的食品，是否也納入菜單中呢？好不容易以五大營養食品為主，組合菜單，但如果繼續吃有害的食品，就會使效果減半。許多年輕人經常吃這些危害身體的食品。

現在開始重新評估高熱量、高脂肪的歐美食價值，傳統的飲食有開始流行的傾向。

從增高的觀點來看，檢證以往的飲食，雖然無害，但還是有營養方面的缺失。日本傳統食的『三種神器』白米、味噌湯、醃漬菜就是如此，其營養價值到底為何種程度呢？

吃十碗白米、十碗味噌湯，還有堆積如山的醃漬菜，量方面相當豐富，但就營養價而言卻有缺失。以具體數字來看，蛋白質是十五公克（必要量為七十公克）、脂肪二公克以下（必要量三十公克）、鈣質三十毫克以下（必要量七百毫克），維他命類A、C為零，B_1、B_2也遠不及必要量。

關於白米，最大問題就是主要成分碳水化合物。

碳水化合物在體內都會變為糖，但糖攝取過多對於增高而言卻是大敵。

味噌湯是以「菜園的蛋白質」大豆為原料，看起來是有效的食品。但是吃下二碗味噌湯，只不過攝取到二十公克的味噌量而已。

即使以菜園的蛋白質為原料，但二十公克味噌中所含的蛋白質或其他營養都不多。

當然，白米也有其優點。如果和另外一種主食麵包比較，熱量、蛋白質、鈣質、維他命B_1等以麵包比較多。但針對蛋白質的「品質」這方面來看，以白米比較好。

蛋白質在體內能夠吸收、利用的百分比，稱為蛋白價，白米的蛋白價比麵包更好。身體成長所需的氨基酸、賴氨酸，白米也比麵包豐富。

一公克白米中所含的賴氨酸量為○・二四公克，麵粉一公克中只含有○・一三公克。

但麵包食本身沒有味道，因此要塗抹奶油或果醬。而成為副食的「火腿」、「培根蛋」、「沙拉」，或是和乳酪、香腸一起吃，這是普通的吃法。

所以整體而言，營養比以白米為主食的飲食更好。

「看起來各有優劣嘛……。」

的確如此。因此，不論是以白米為主食的飲食，或是以麵包為主食的飲食，不要固定食用某一種，最好在一天的飲食中巧妙組合兩者。

先前列舉的「參考菜單」就是這麼做的。

營養均衡的飲食

不管怎麼說，吃白米、味噌湯、醃漬菜等傳統飲食，無法攝取增高所需的必要營養。一定要以副食蛋白質、鈣質或維他命等加以彌補。

「今天早上嫌麻煩，因此只吃飯和味噌湯。」

「因為午餐吃得太豐盛了，所以晚餐只吃茶泡飯、醃漬菜，口味清淡些。」

這種吃法是否過於「掉以輕心」了呢？

如果各位讀者這麼做，相信會延遲你的增高課程進行。在這段時期要檢查是否太疏忽，必須嚴格反省。然後再度對於充實飲食的實踐展現慾望。

「甜食」是身體的天敵

先前敘述過，糖是增高的大敵。我們經常使用的是白砂糖，其主要成分稱為蔗糖。

蔗糖會經由腸管迅速吸收，攝取過多時血液中會流入大量的糖，使代謝無法順暢進行。結果在代謝過程中會製造出太多乳酸、焦性葡萄糖、醋酸等有機物。

這些有機物是成為酸中毒這種酸血液症的原因。

酸中毒是指血液酸化，體內的糖分燃燒無法充分進行，而使有害物發生的狀態。這時會阻礙鈣質成為骨骼，也會溶出骨骼或牙齒的鈣質。

如此一來，對於增高而言的確是非常麻煩的狀態。

所以，平常就要檢查是否攝取太多糖分。

但同樣是砂糖，黑砂糖的害處就少了很多。黑砂糖含有鹼性礦物質以及幫助糖分燃燒的維他命類，可以防止血液酸化。

況且，黑砂糖中也含有大量鈣質。

含有豐富糖分的「甜食」，是我們經常吃的食品，如果想要向增高課程挑戰的讀者，一定要控制甜食的攝取量。

此外，花點工夫將平常使用的白砂糖變成黑砂糖也不錯。

也要檢查刺激物，尤其鹽分過多的東西不要攝取太多。鹽分太強的食品會損害胃黏膜，阻礙胃黏膜的作用。

重要的消化器官胃的功能一旦減弱時，當然無法充分吸收食物的營養，也會延遲骨骼與肌肉的發育。

咖啡、紅茶、可可等也不要攝取太多。這些食品除了含有咖啡因、可可鹼等促進興奮作用的成分之外，同時也含有抑制胃消化液分泌的單寧酸，它會阻礙營養的吸收。

此外，也不要喝太多可樂或果汁等清涼飲料，否則會降低胃功能，一定要適可而止。

「但戒不掉咖啡耶！」

「吃完東西過了一會兒，就覺得嘴巴想吃東西，因此吃零嘴。」

相信有人會這麼說。杜絕嗜好品的確非常困難。擁有吃零食習慣的人，讓你立刻戒除是不可能的事。

擁有想要戒除的意識，反而會使壓力積存，造成反效果。所以，必須以攝取最低限度的零食或嗜好品為限。儘量忍耐到吃正餐為止。

「午餐後吃一包煎餅就不想吃晚餐了。」如果變成這種情況，就會造成很多問題。必須儘可能減少吃的量。

喝冰水也有效。

水能使身體的新陳代謝旺盛，光喝水就能撐飽肚子。吃零嘴時同時喝水，就能減少量的攝取。

重點是毫不勉強的開始實施

是否將增高飲食的重點牢記在心了呢？

以川畑式五大營養食品為主的營養均衡菜單，在吃法上下工夫，而且儘可能不要吃有害食品，這些都是基本要件，不過有時很難辦到。

在此，希望各位牢記「三位一體」的增高法，這樣就能結束飲食方面的檢查。

「必須維持這種狀態六個月啊！真是好長的時間，擔心是否能夠持續下去。」

你是否沒有自信呢？

這些讀者不要考慮眼前的每一天，請你想想六個月後的狀況。

六個月後看到自己長高三公分、五公分，相信難以壓抑興奮的心情吧……。

請想像未來的美景，相信一定能夠成為度過困難的今日能量。

第二章

〔一個月〕是效果的關鍵！早晨八分鐘體操改變你

計畫一日時間表

接下來介紹增高另外一大支柱「體操」。

說到體操，「川畑式增高法」課程中的體操不需要特別技術，也不需要優秀的運動神經。

由於活動身體的機會較少，因此「萎縮」的身體各部分可以藉此伸展，就是這個體操的目的。

而且即使是自己和他人都認定的「運動白痴」，也可以簡單熟悉這種體操，因此可以安心。

持續一個月施行前章說明的「飲食」與本章的「體操」，就能形成規律，重點是過著有規律的生活。

「因為生活非常忙碌，所以沒有時間做體操。」

也許有人會這麼說，但稍後為各位詳細說明。川畑式增高體操只需要一點點時間。即使「再忙碌」的人，也一定可以將其納入一天的時間表中。請填左頁圖表。

時間		1天的時間表
AM	5	
	6	
	7	
	8	
	9	
	10	
	11	
	12	
PM	1	
	2	
	3	
	4	
	5	
	6	
	7	
	8	
	9	
	10	
	11	
	12	

早上取得8分鐘的實踐表

※同樣的，晚上也要取得8分鐘的體操實踐表

好的運動、不好的運動

一般認為運動能促進身體發育，但談到增高的主題，也有一些不好的運動。

「聽說會使肌肉粗大，可以踢足球嗎？」

年輕的一代非常喜歡踢足球，但有人因此感到擔心。

不用擔心，足球是使用全身的運動，對於增高不會造成不良影響。

不好的運動包括舉重、機械體操、柔道、馬拉松、賽跑、橄欖球等。

具有增高效果的則是游泳、排球、籃球、網球，當然足球也是其中之一。

但即使喜歡這些運動，缺點是無法隨時隨地進行。如果自宅有游泳池或網球場，每天把游泳和打網球當成日課是可以辦到的。

但恐怕很少人擁有這麼好的環境。如果打排球或籃球需要同伴及設備。

因此，這時需要的是「體操」，不需要特別的設備或空間，而且是時間負擔很少的體操，相信能夠毫不勉強納入生活中，將其習慣化。

合理的「增高體操」

「只要做體操就能具有增高效果嗎？」

也許讀者對此感到懷疑。川畑式增高體操經由許多體驗者實際證明其效果。

我根據一些體育專家的意見完成這個體操，可說是世上唯一以「增高」為目的而製作的體操。

有三點效果。「增高、使身體健康」、「使腿更長、擁有美好的體態」、「養成規律正常的生活習慣」。

增高運動有好幾種，川畑式增高體操屬於需要運用骨骼、關節、肌肉的運動，將必要項目均衡組合。

對於呼吸器官、循環器官、荷爾蒙系統、神經系統、內臟器官等，能夠給予適當刺激，具有創造整個身體健康的效果。事實上，體驗者在增高時也不容易感冒，而且增進食慾、擁有體力，很多這樣的例子。

以往有氧舞蹈受人歡迎，就是因為它能夠按照節奏進行，而增高體操可以與有氧舞蹈匹敵。

十歲層、二十歲層的女性非常關心的就是體態。

「希望腿再細一點。」

「希望腰圍再細一點。」

這種感嘆及願望之深時有所聞。增高體操在這一方面能夠發揮極好的效果，能夠去除腿部的皮下脂肪，實現修長的腿，同時緊縮腰部肌肉，擁有理想的細腰。

所以，深受女性歡迎的理由就在於此。

增高體操四大重點

每天早、晚進行增高體操，因此可以當成一天的點綴，使生活規律正確。

「每天這時要做增高體操喔！」

下定決心就不會熬夜或是早上睡懶覺，擁有舒適的生活規律。在決定好的時間活動身體的生活規律，對於接下來的課業或工作，能夠提高集中力或提升效率。

川畑式增高體操為什麼具有很好的效果呢？簡單說明其理論。

1　有節奏的進行

有節奏是首要重點。我們的身體機能全都按照節奏發揮作用。心臟以一定的節奏將血液送達全身，所以一分鐘的呼吸數大致已經決定。

節奏對於身體的機能及發育而言是不可或缺的。而促進節奏的體操，當然也要求節奏要素存在。

2　均衡的全身運動

第二個重點是能夠取得均衡的全身運動。有些運動會對特定部分造成負擔，這種運動對於增高而言是不適當的。對於身體任何部分都不會造成勉強的負擔，給予全身平均的負荷，這樣才能增高，同時促進身體健全發育。

增高體操組合推、拉、扭、轉、彎曲等各種動作，因此，能夠均衡對全身造成刺激。

3　作用、反作用

考慮作用、反作用就是第三項重點。

「想要增高的話，吊單槓可讓身體拉長，這種具有全身拉扯感覺的體操是否更有效呢？」

也許你會這麼想，但這是一大誤解。請各位想像跳高的動作。跳高需要什麼要素呢？首先要屈膝，深深下沈，然後才能引出高跳躍。

這就是作用、反作用力，最重要的是經常將作用、反作用納入體操當中。伸的動作與屈的動作；右側動作與左側動作等，作用、反作用的動作合成一套進行。

4 充分享受體操

第四項重點就是充分享受體操。

「為什麼一定要做體操呢……」

把它視為難行、苦行的體操，有百害而無一利。為了熱衷於體操，「做了之後覺得很快樂」的要素是非常重要的。

因為快樂，就能專心一意進行。做完體操後產生一種神清氣爽的感覺。如果不這樣就不是正確的方法。既然覺得心情愉快，身體就能迅速成長。這才是川畑式增高體操的真正意義。

此外，增高的主題最重要的是「持續才是力量」。即使是有效的運動，如果只有三分鐘熱度，無法得到成果，所以空有寶物而無法使用。

每天持續進行才能實際感受成果。所以，條件就是無論任何人隨時隨地都能進行。因為下雨而必須「中止」的慢跑等受到天候影響的運動，或是沒有道具、設備就無法進行的運動，則無法每天持續下去。

不管在自宅或旅行地、旅館和飯店都可以進行。利用身體，隨時隨地都可以進行的增高體操，只要下定決心就能確實持續下去。

例如，參加畢業旅行，有人說「擔心朋友的眼光」。

但堂而皇之的進行也無妨。

「做這個可以熟睡喔，而且早上清醒時覺得很舒服喔！」

可以對他們這麼說，然後開始做體操。有些人會感到很有興趣。

「教我嘛，我每次換枕頭就睡不著，聽說你有好的熟睡法。」

也許就會出現很多體操同伴。

當然不管哪種體操，都不是沒有體力就無法進行，或是對女性而言非常困難、做不到。先前敘述過，所需要的就是想「增高」的意志和幹勁而已。

早晚只花八分鐘

以下具體說明川畑式增高體操。

首先是進行的時間帶，基本上為起床和就寢時。

「睡前和早晨都非常忙碌，哪有做體操的時間呢？」

也許你有這樣的藉口。但進行一套這種增高體操只需要八分鐘，即使再忙碌，相信一定能撥出時間。

所以，你自己首先要製作一個「一日時間表」，確保早晨的八分鐘時間。

「糟糕，那個部分我跳過沒有看咧！」

那麼，你只好再回到六十五頁，認真的製作時間表。

即使是忙碌的早晨，也不會忙到必須以一秒鐘、一分鐘為單位來進行吧。

如果提早八分鐘起床，問題就解決了。因為對你而言最大的主題，應該就是「增高」。

為了增高，能有效使用八分鐘，或是選擇偷懶、睡覺，你自己思考吧……。

想像自己增高後的樣子就可以努力了。

隨時隨地輕鬆進行

體操因男女之別而有一些差距。

女性加入使腿和腰變瘦的體操。當然，不管哪一種都具有很好的增高效果。

此外，起床或就寢時進行的順序可以改變。穿著睡衣在床上進行的體操有兩種，起床時可以進行最初這兩種，就寢時則進行最後的體操。

剩下的體操儘可能在陽台或庭園等戶外進行。穿著短袖上衣及短褲，儘可能讓肌膚接受外氣。肌膚接受外氣，才能促進成長激素分泌。

「寒冷時不能到屋外。」

當然，如果吹著寒風，讓肌膚受涼可就不行了。冬天時可以在室內進行，但這時不要穿著長袖衣服覆蓋肌膚，還是要穿短褲、短袖，將窗戶稍微打開，一邊吸收外氣，一邊進行更有效。

活動身體時就能趕走寒冷，使身體溫暖。

接下來解說具體方法。

【①伸展體操】

①仰躺在床上，全身放鬆。

②手背朝向內側、伸到頭上、手指交疊，深深吸氣。儘可能將手伸長，視線好像看著手指一樣伸長脖子，同時伸直手指。

③一邊吐氣，同時放鬆身體的力量，放輕鬆。

①~③反覆進行五次。

●具有何種效果

給予背部肌肉刺激，使得就寢時受到壓迫的背骨、軟骨拉長。脊柱或腿部關節在睡眠時仍然持續成長，這個體操能促進其成長。

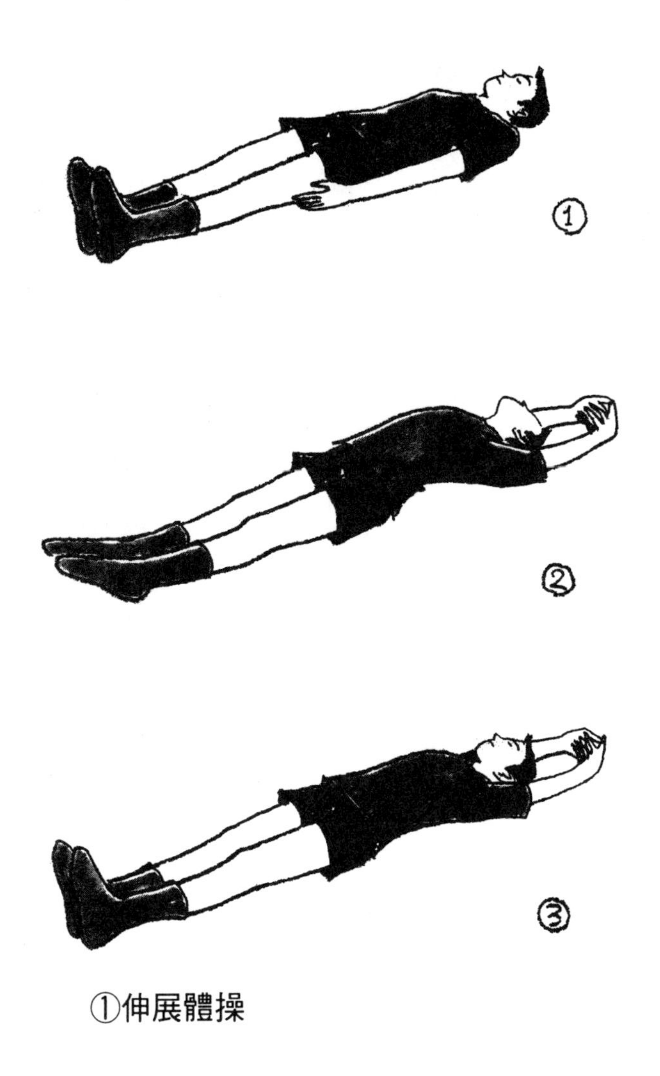

①伸展體操

【②蜻蜓體操】

①俯臥，雙臂稍微離開身體側面，放鬆全身力量、放輕鬆。
②深深吸氣同時伸直雙臂，將其慢慢上抬到肩膀位置。
③雙臂保持張開狀態、挺起上身，頭也伸直，朝上方抬，保持挺胸的姿勢，想像蜻蜓飛翔的樣子。
④輕輕吐氣，放鬆全身的力量，慢慢恢復原先的姿勢。
①～④反覆進行五次。

●具有何種效果

就寢時往前彎曲的姿勢可以藉此矯正，挺直背骨、關節，可以矯正駝背等脊柱異常。

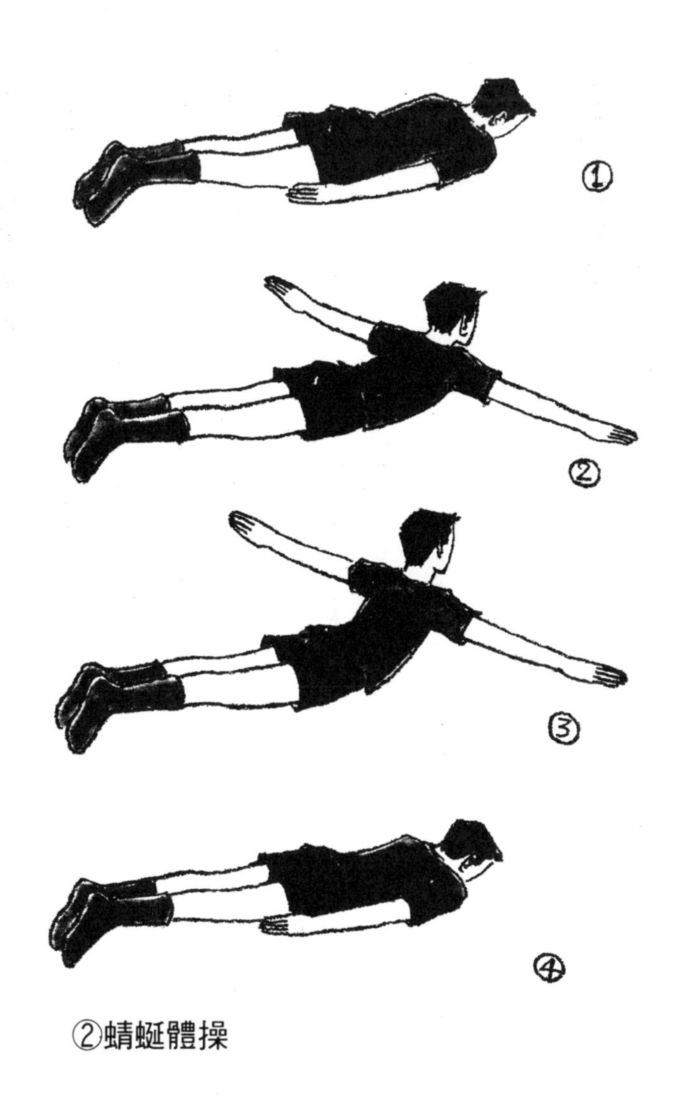

②蜻蜓體操

【③甩臂扭腰體操】

①雙腿靠攏，雙臂自然下垂，以自然的姿勢站立。
②雙臂用力朝左後方甩，同時腰朝左方扭轉。
③放鬆甩的手臂的力量，繼續向左扭轉。
④藉著扭轉的反彈力，將手臂和腰轉向右後方，右腳朝側面踏出一步，左腳朝右腳靠攏。
⑤由④的動作繼續將手臂和腰用力往右扭轉。
⑥放鬆力量，然後再用力將手臂、腰往右扭轉。
⑦藉著反彈力，手臂朝左甩，同時扭腰，左腳踏出一步，右腳朝左腳靠攏，左右交互進行十次。

●具有何種效果

藉著扭轉背骨，能夠給予背骨關節和肌肉刺激，促進其發育。

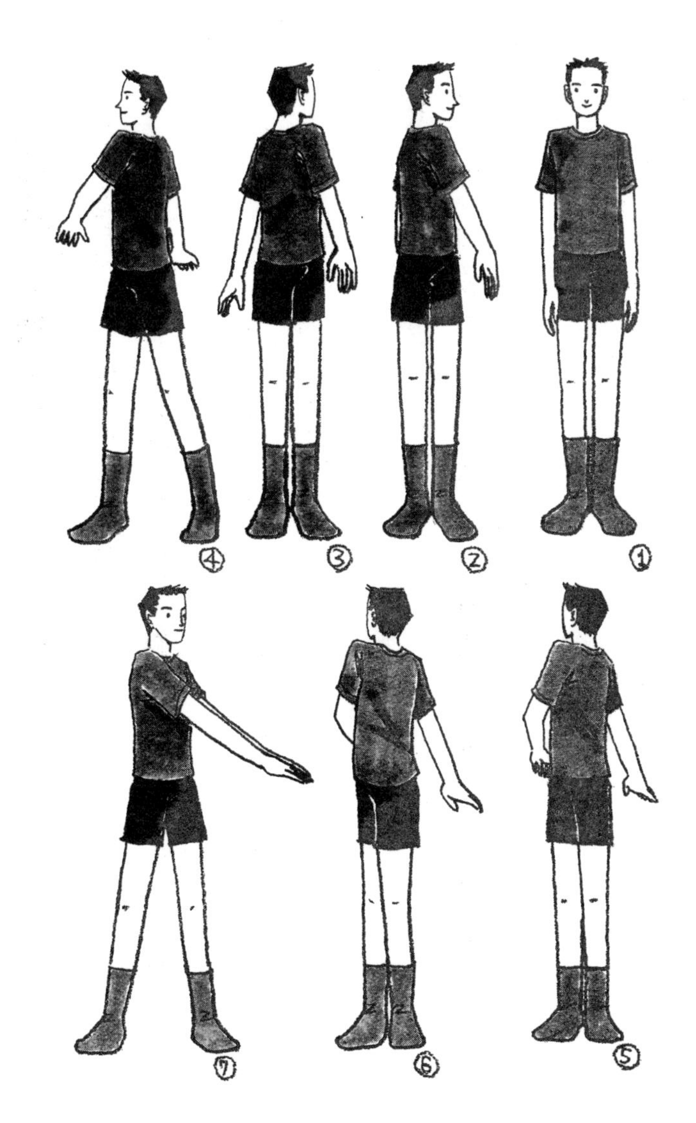

③甩臂扭腰體操

【④搥肩打背體操】

①雙腳張開如肩寬，以自然的姿勢站立。

②上身稍微往前傾，用右手手掌拍打左肩肌肉，同時用左手背拍打右腰上方肌肉。

③接著用左手手掌拍打右肩肌肉，同時用右手背拍打左腰上方肌肉。

一連串動作反覆進行二十次。

●具有何種效果

能夠提高血液和淋巴液的循環，促進脊椎發育。此外，對於消除肩膀和頸部痠痛也有效。

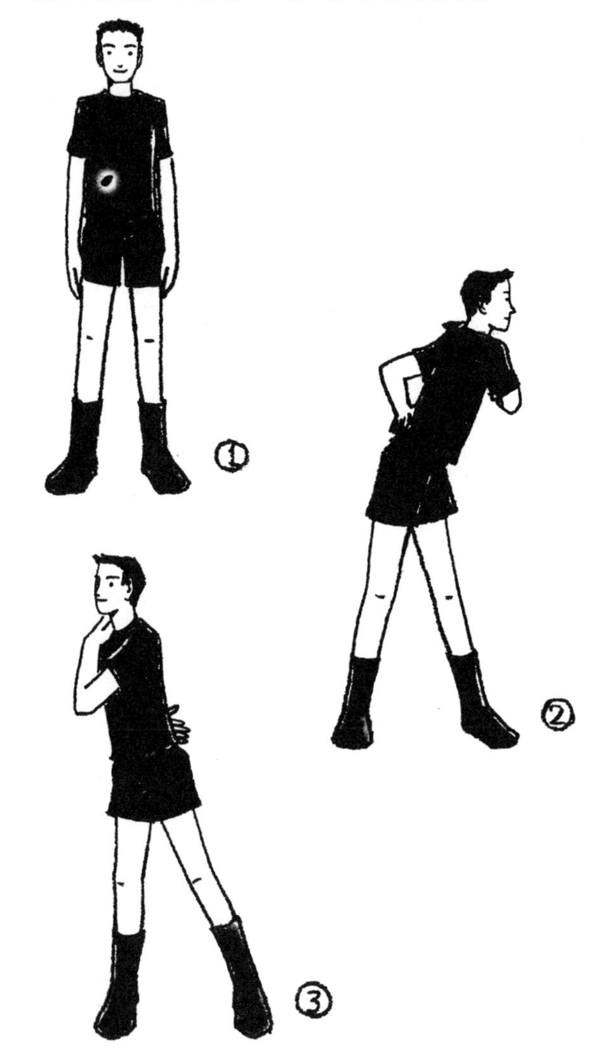

④搥肩打背體操

【⑤挺胸踏步體操】

①雙腳併攏，以自然的姿勢站立。

②雙臂往前伸出，同時右腳往前踏出一步。

③往前伸出的雙臂朝左右張開，右膝彎曲，這時雙臂朝水平方向張開，膝充分彎曲，重點是體重置於右腳。

④張開的雙臂回到前方，再用力朝左右攤開、挺胸。

⑤左腳也進行②～④的動作。

左右腳互換，各進行十次。

●具有何種效果

挺胸可以促進胸的發育，給予腰椎和骨盆刺激，促進股骨、脛骨、腓骨等的發育，發揮增高效果。

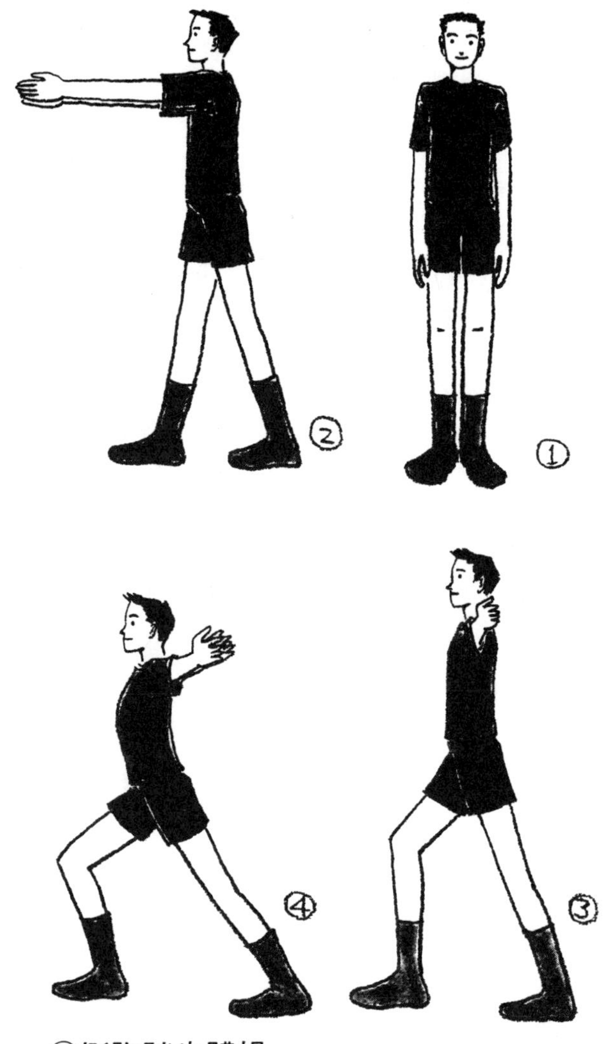

⑤挺胸踏步體操

【⑥挺胸划船體操】

①雙腳併攏，以自然的姿勢站立。
②雙臂朝前方往上擺盪，踏出右腳。
③上身往前深彎曲，同時雙臂朝後方用力往上擺盪。
④使用擺盪手臂的反彈力，雙臂高舉到頭上，同時踏出的右腳還原，這時的重點是視線經常看著指尖。
⑤雙臂朝正上方伸直的狀態下，手肘用力往下彎曲，同時屈膝。
⑥用力將雙臂朝正上方上舉，②～⑤的動作換腳進行。

●具有何種效果

日常生活中前傾的姿勢比較多，因此脊柱彎曲，會阻礙增高。所以，藉著挺直背脊，能使因為脊椎彎曲而受到壓迫的血液和淋巴液循環活性化，促進脊椎發育。

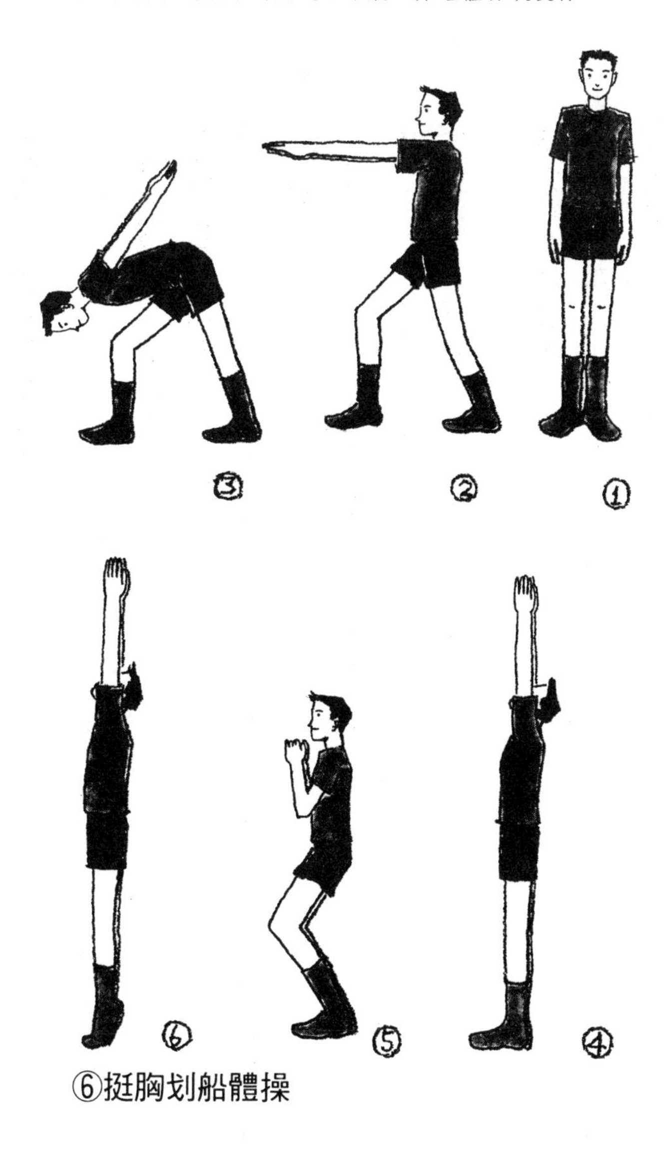

⑥挺胸划船體操

【⑦深呼吸調整體操】

①（在室內進行時）開窗讓外氣進入室內，雙腳併攏，以自然的姿勢站立。
②雙臂從前方往頭上伸展，右腳朝側面跨出一步。
③高舉到頭上的雙臂手掌朝上，慢慢朝左右延伸，深深吸氣，挺胸。
④放鬆雙臂的力量，再用力將雙臂往左右攤開，吸氣。充分挺胸，重點是視線朝向天花板。
⑤雙臂放下，在身體側面靠攏，張開的腳也靠攏。
⑥用力吐氣，頭低下、身體前傾、縮胸。張開的腳左右互換，交互進行三～五次。

●具有何種效果

能夠放鬆緊張的肌肉，鎮定功能太過旺盛的內臟器官，促進背部伸展，同時加入開腳的動作，使吸入的氧循環全身。

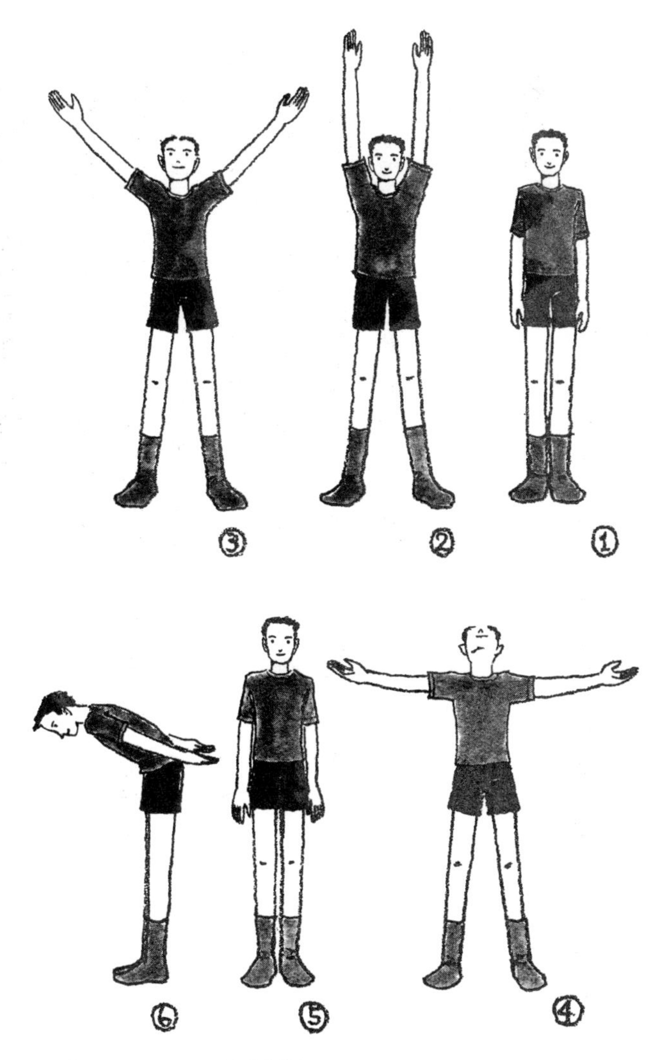

⑦深呼吸調整體操

【⑧繞臂左右彎曲體操】

①雙腳稍微張開，以自然的姿勢站立。

②由左開始，雙臂好像在畫大圓似的往上方擺盪，旋轉二次。

③旋轉至第三次時，右腳往側面踏出一步，往上擺盪的手臂往下擺盪同時上升朝右彎。注意上身不可以往前傾。

④利用上身往右彎曲的反彈力，再一次往右彎曲。

⑤挺起上身，雙臂朝左繞，同時左腳靠向右腳，雙臂朝左旋轉二次。

⑥按照③～④的要領，上身往左彎曲。

左右交互進行三次。

●具有何種效果

上身往左右彎曲，能夠矯正脊椎側彎，同時消除腰部周圍的脂肪，使腰變細。

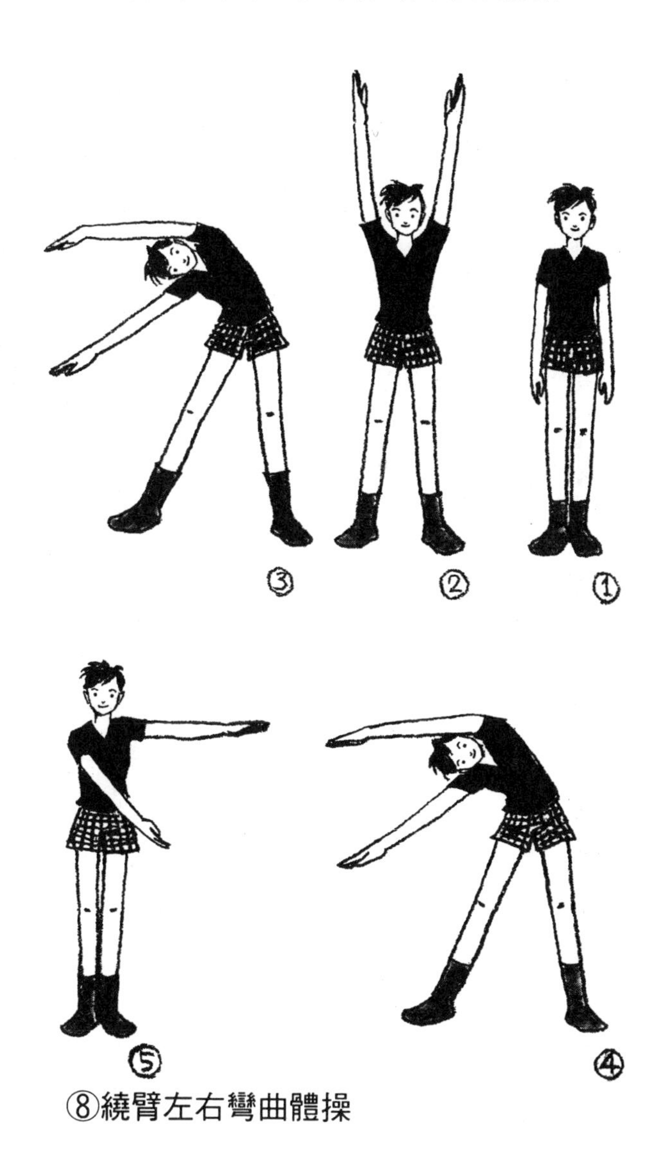

⑧繞臂左右彎曲體操

【⑨摩擦腿後踢體操】

①雙腳併攏，以自然的姿勢站立，雙手輕輕握住雙腿前側。

②上身前傾，同時雙手好像抓住腿似的，從腿朝向膝、腳脖子的方向摩擦。注意膝不可以彎曲。

③傾斜的上身還原，同時雙手從腳脖子朝向膝、腿的方向摩擦。

④重複②～③的動作二次，然後雙手朝正上方高舉，身體向後仰，右腳往後上方踢。

往上踢的腳左右互換，各重複十次。

●具有何種效果

藉由摩擦使腳部的血液、淋巴液的循環旺盛，提高新陳代謝。此外，也能夠刺激腿的成長軟骨，使腿更長。挺直背肌踢腿的運動，能夠消除腰和腿的皮下脂肪，擁有細腰和腿。

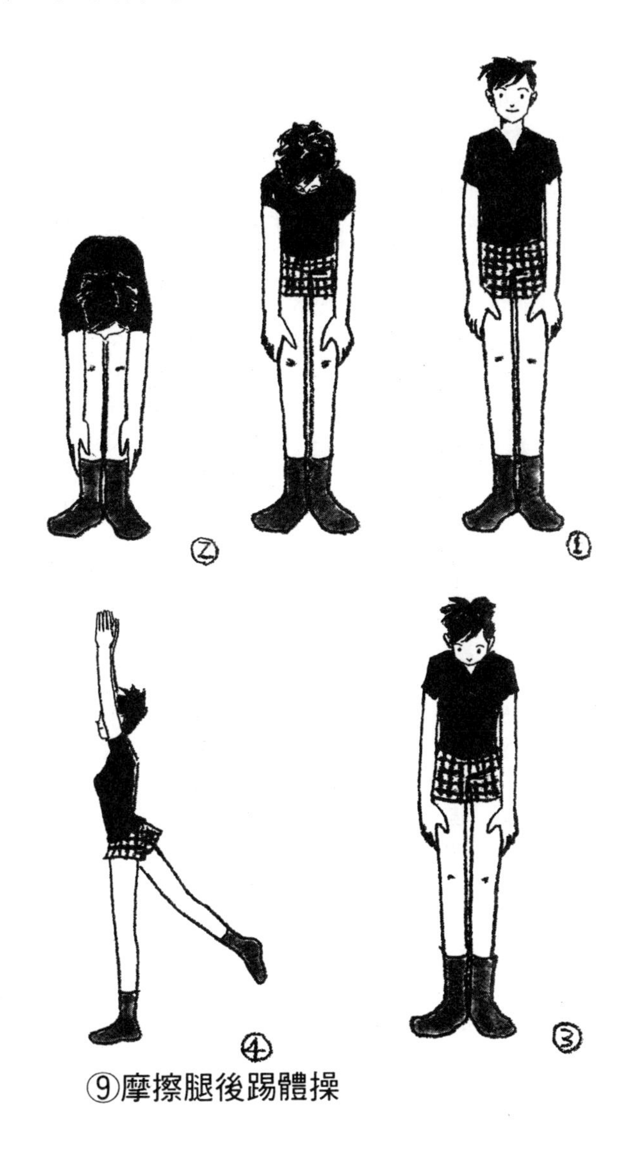

⑨摩擦腿後踢體操

【⑩摩擦腿挺胸體操】

①雙腳張開十公分，以自然的姿勢站立，雙手輕輕握住雙腿外側。
②上身往前傾、屈膝，雙手從腿朝膝、腳脖子的方向摩擦腿的外側。
③深屈膝，仔細摩擦腳脖子。
④挺起上身，雙手從腳脖子朝膝、腿的方向摩擦腿的外側。
⑤重複②～④的動作二次後，雙臂在腰後交疊，上身用力往後仰。
①～⑤的動作反覆做十次。

●具有何種效果

藉由摩擦可使腳部的血液、淋巴液的循環旺盛，促進新陳代謝，對於矯正O型腿具有很好的效果。此外，能夠給予腿各部肌肉刺激，減少皮下脂肪，擁有修長的腿以及腰部。

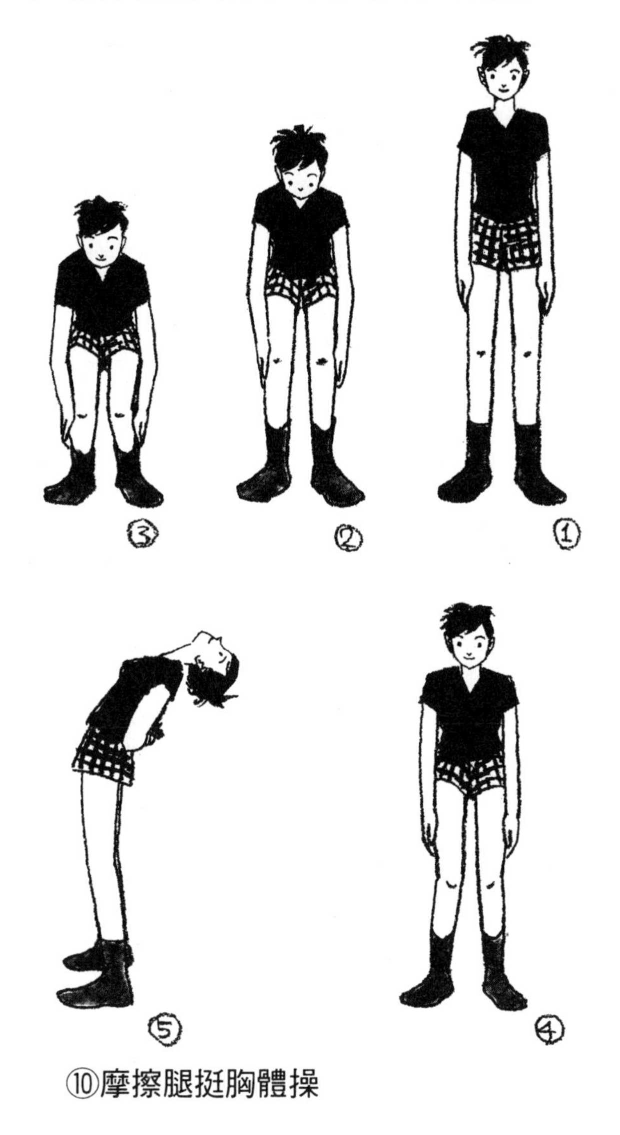

⑩摩擦腿挺胸體操

【⑪空中踩踏體操】

①雙腿伸直，雙臂擺在身體側面，仰躺在地上。

②雙腿併攏高舉，雙手抵住腰後方的骨盆處支撐。

③雙腳以騎自行車的方式不斷踩踏，開始慢慢地，再緩緩增加速度。接著放慢速度結束動作。

轉換踩踏的方向，反覆十～二十次。

●具有何種效果

有節奏的使腳旋轉，能夠促進血液、淋巴液的循環。此外，能夠放鬆平常支撐身體，造成極大負擔的腳，保護腳、腰的關節。

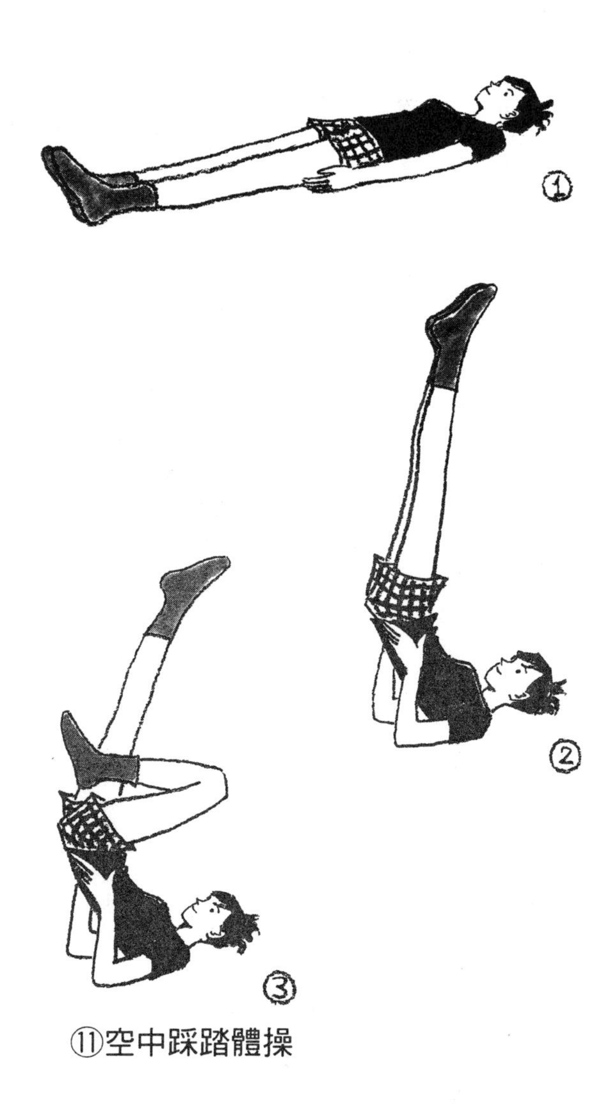

⑪空中踩踏體操

【⑫無繩跳繩體操】

①雙腿併攏，以自然姿勢站立。

②按照跳繩的要領在原地跳躍，以手肘為主，雙臂不斷旋轉。跳躍高度為十公分左右，一秒跳二次。腳碰到地面時雙臂放下，把握時機來跳躍。注意腳跟不可以著地。

雙臂往前、往後繞，交互進行二十次。

●具有何種效果

有節奏的全身運動，能夠提升全身的生理機能，提升肌肉和內臟器官的功能，促進身體平衡的發育。

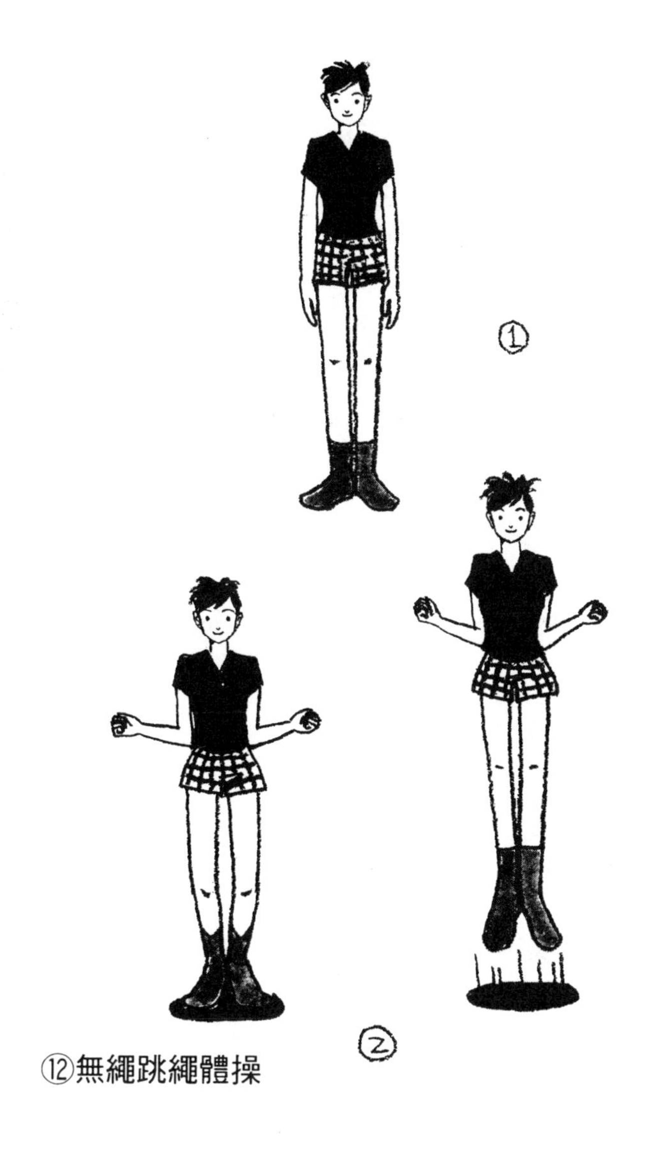

⑫無繩跳繩體操

【⑬冷濕布按摩法】

①將毛巾浸泡在水中。

盡可能用力擰乾

②濕布的順序如下。

首先是手臂

其次從腿到膝。

然後從膝到腳脖子。

接著是胸與腹部。

背部Ⅰ到背部Ⅱ。

最後是後頸部。

重點是在進行濕布按摩時，要同時發出「嘿、嘿」的聲音。

各部分反覆進行十二次。

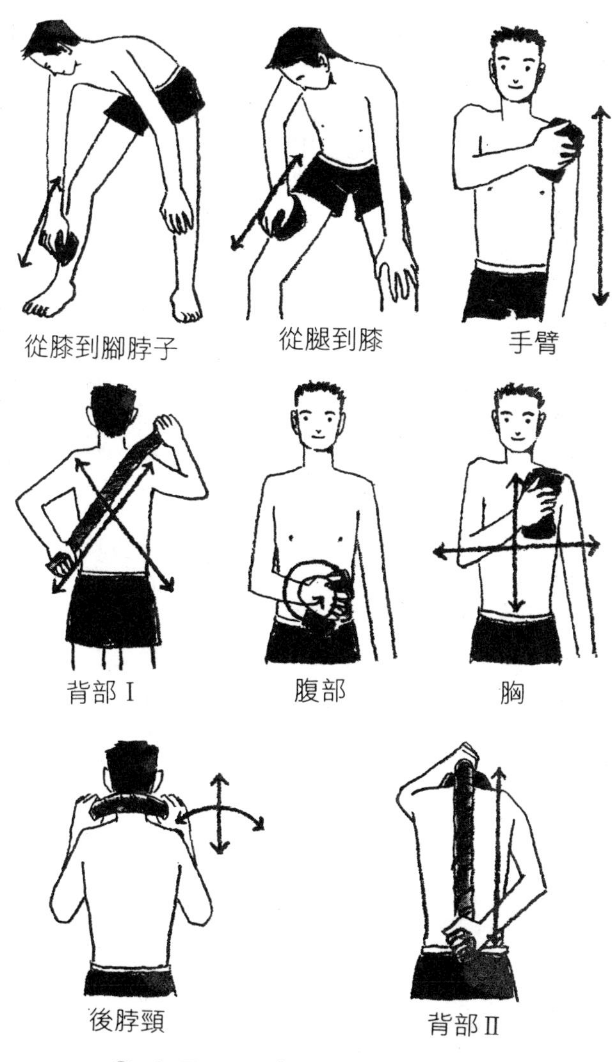

⑬冷濕布按摩法

用身體來掌握要領

相信各位已經記住各個體操的作法了吧！不僅限於體操，用身體掌握運動要領是非常重要的。最初每一個動作都要確實的去做，然後藉著流暢的動作完成各種體操，可以嘗試好幾次。

小學時學會的韻律體操，現在應該是在你思考動作之前，身體就已經開始活動了吧！而川畑式增高體操也必須熟悉到這種程度才行。

「但是種類太多了，要全部都熟悉可能要花很多時間，再加上原本運動神經就不好……」

也許有人會這麼說。當然，這些體操每天全部都做是最理想的，但是如果礙於時間的問題，沒有辦法全部都做，可以選擇其中幾種體操來做也無妨。

成為**增高基礎**的是**【③甩臂扭腰體操】**、**【④拍肩打背體操】**、**【⑤挺胸踏步體操】**、**【⑥挺胸划船體操】**、**【⑦深呼吸調整體操】**這五項。

這些一定要實行。

【①伸展體操】與**【②蜻蜓體操】**這二種體操是先前所列舉的五種**體操的準備篇**。因此，起床後在進行前述的五組體操之前，要先進行這二組體操。

此外，在就寢前做完五種體操之後，再用這二種體操作為最後的總結，就能夠擁有安詳的睡眠。

俗話說「愛睡覺的孩子容易長大」，因此，睡眠是增高的重要要素。從這一層意義上來看，加上這二種體操能夠使效果增加。

【⑧繞臂左右彎曲體操】、**【⑨按摩腿後踢體操】**、**【⑩按摩腿挺胸體操】**、**【⑪空中踩踏體操】**、**【⑫無繩跳繩體操】**這五項，能夠使**腳變得修長**。

如果這方面需要較高的女性，除了基本體操之外，還要加上這些體操。

此外，**【⑬冷濕布按摩法】**是川畑式的基礎，兼具了西方醫學的按摩與東方醫學按摩的有效性。

藉著皮膚的刺激，能夠提高血液的循環、提升內臟器官的功能，整體而言對健康的貢獻極大。尤其是正值發育時期的十歲層的孩子一定要實行。

「既然具有增高效果，則所有的體操都想做，想要向所有的體操挑戰。」

可能有很多讀者都有這種想法。

體操之所以分為三組，主要是考慮到有些人沒有時間全部做完。如果時間充裕，則不論男女，只要有意願，全部做完也無妨。

我已經九十多歲了，還要實踐這個體操。當然不是期待它的「增高效果」，而是要避免身體的肌肉硬化、強健骨骼，保持健康，希望超過一百歲後還能夠保持現狀。

伸展關節或肌肉的實際感覺

其次，敘述一些提高川畑式增高體操效果的重點。

運動神經因人而異，有的人理解得較快，有的人理解得較慢，但是，太過執著於正確性反而會造成不良的影響。

「踏出的一步到底是多寬呢？」

「張開的雙臂無法完全伸直……」

與其執著於這些細節，還不如注意節奏和整體的流暢性，悠閒的進行才是重點。

與其在意步伐的寬度和手臂的角度，還不如實際感受「關節和肌肉充分伸展」，才是最重要的。因此，秘訣就是動作要做大一點。

做任何事情最重要的就是「早晨」

「早上想好好的睡個覺，可不可以不要在起床時，而在別的時間做呢？」也許有不少人會這麼想。有很多人早晨都無法早起，但是，我絕不允許「偷懶」這一點。

因為在「早晨進行」增高體操，具有重大意義。

問題在於身高在早晨或是晚上時較高呢？也許有很多人認為是一樣的，但正確答案是早晨。實際測量一下就知道了，早晚的差距可能有一～二公分。

晚上睡覺時，緊張的肌肉放鬆、成長激素分泌旺盛、背骨的骨端軟骨伸展，因此造成了身高差，此狀態可說是提高增高效果的絕佳機會。

在此時進行增高體操，與在其他時間帶進行相比，效果會產生很明顯的差距。如果只是為了「想多睡一會兒」的理由，而流失寶貴的時間帶，並不是上策。

躺在床上進行準備篇的**【①伸展體操】**與**【②蜻蜓體操】**時，必須要注意床的彈簧不可以太軟，否則必要的動作將無法進行。

喜歡睡在能將臀部和腰部深深下沈的床鋪上的人，在做體操時最好下床，躺在地毯上進行。

如果床鋪太硬，做體操也不好，因此最好鋪上一條毛毯，形成絕佳的空間。

不必在意泡澡的問題。

在泡澡前或泡澡後進行體操較好呢？

基本上，先泡澡，做完體操後再睡覺比較好。但是夏天時，才剛洗完澡，做完體操後又可能冒出汗來。

此時，可以做完體操之後再洗澡，但是，泡完澡之後就要立刻睡覺。不可以說「泡完澡喝一杯啤酒」，或是一直看書或看電視。

「增高體操早晚進行兩次，想要早點感受到效果，是否可以增加次數呢？」

也許有些人「充滿這種慾望」，但是不可以做得太多。一天做五、六次不但不會出現效果，反而會感到疲勞。雖然有這種慾望，但是一天最多只能進行三次。

原則上，各種體操要以決定好的次數來進行。如果預定要做十次，結果只做了二～三次，這對於增高而言是最大的敵人。

體操的次數是經過長年的研究，認為「最有效」而定出的次數。如果因為沒有時間或是覺得麻煩而任意減少次數，就好像是自己放棄效果一樣，對於這一點一定要有所認知才行。

「無法提升效果。」

事實上，會說這些話的人都是沒有進行全部的基本體操，或是次數減少了很多。因此，原因很明顯的是在自己本身。

重新拾回遲來的成長

開始進行川畑式增高體操二週後，就要先檢查一次。

・是否每天早晚都持續進行呢？
・是否遵守正確的方法和次數呢？
・進行體操時有沒有什麼問題呢？

這些都是檢查的重點。

「在考試期間用功到很晚，因此中斷了體操。」

有些學生經常會出現這樣的情況。的確，在考試前集中精神用功讀書時，一分一秒都不能浪費。

但是，進行川畑式增高體操早晚只需要八分鐘，而且並不需要什麼準備工夫，如果還辦不到的話，是不是自己太鬆散了呢？

想要增高的願望不是為了別人，而是為了自己切身的主題（目的），各位一定要瞭解這一點。

一天不做增高體操，就會延遲達成目的的日子。

早晚八分鐘，是不會阻礙用功唸書的。

反而是長時間的用功後，疲勞的頭腦和身體，能夠藉著做體操而得到更新的效果……。

剛開始進行的前二週，的確是一個關鍵。也許已經熟悉了體操的順序，但是還沒有養成習慣。這是一個非常重要的時期。

越過這個時期養成習慣之後，問題就能夠解決了，一定要忍耐到這個時候。想像自己增高五公分的姿態，早晚八分鐘的增高體操時間，一定能夠找得出來。

「做屈膝體操時，關節喀啦喀啦的響，是否會造成不良影響呢？」

這是經常聽到的問題。如果說增高最重要的腿的關節出現毛病時，可就糟糕了。很多人都很擔心這個問題，但是，屈膝時關節發出聲音是沒有問題的。

連接骨與骨的關節處有關節腔。屈膝時會發出聲音，是因為一邊的骨頭從關節腔被拉出，而出現的現象。

「我很懷疑增高體操真的有效嗎？」

也有人會這麼說。

有沒有人會每天量身高，來確認有沒有效果呢？

多久才會出現效果呢？

但是，在進行增高體操時，在還沒有到達一定的階段就期待要產生效果，這也未免太過性急了。不要量身高一喜一憂，這樣是毫無意義的。

一般而言，進行增高體操三～四個月後才會出現效果。根據我手邊的資料，在持續四個月後，有百分之八十五的人都感覺自己長高了。

當然，這是有個人差的。有些人一個月就出現效果，但也有些人過了八個月、十個月才出現效果。

根據以往的許多實證與我的理論證明，持續進行增高體操就能夠得到成果，請各位相信這一點。

「希望明年參加學校進行的體力測驗時，能夠感到很快樂。」

抱持著這種輕鬆悠閒的心情，訂立一個長期展望的目標，毫不勉強的將課程納入生活當中，才是持續的秘訣。

「例如，因為生病而躺了一週，但是增高體操要每天持續才有效，那麼，該如何彌補這一段延誤的時間呢……」

不論是誰都會生病。

即使不會生病，也可能會出現「偷懶癖」，因此一週都不做體操。

對於這種情況，還是要持續下去。

除此之外，別無他法。

每天做體操的時間增加二倍、三倍，也許能夠彌補一週未做的課程，但是你不必這麼做。

如果該做的時候忘記做，只要在第二天持續做就可以了。

我說過好幾次，最重要的就是要將體操納入生活的規律當中。

如果做比平常多二倍、三倍的體操，則會使得生活規律瓦解。

不但不會出現正面的效果，反而會出現負面的影響。

這裡所採取的是，六個月的「增高法」課程。

整體而言，其中的一週不會對效果產生太大的影響。

這個體操不僅具有增高效果，同時對於健康也很好。

第三章

〔三個月〕是實際感覺的轉捩點！納入冥想法消除壓力

利用一個月的檢查表再度確認實際感覺

是否已經熟悉了增高的「飲食」以及「體操」呢?是否已經成為生活的規律了呢?

「飲食方面很順暢,但是,體操方面就有點困難了。」

有些人會這麼說,但是相反的,

「體操進行得很順利,但是飲食方面就無法進行得如此順利了……」

也有些人會這麼說。要掌握這些狀況,同時引起慾望,建立一個月的「檢查表」是非常有效的。

可以將每天的「飲食」、「體操」以及本章所說明的「冥想法」進行的程度,記錄在次頁的表中。

完全做好的項目是「◎＝5分」、大致做好的項目是「○＝3分」、不滿意的項目是「×＝0分」,然後算出總分數。

1個月的「增高生活」檢查表

	飲 食	體 操	冥想法	計
1				
2				
3				
4				
5				
6				
7				
8				
9				
10				
11				
12				
13				
14				
15				
16				
17				
18				
19				
20				
21				
22				
23				
24				
25				
26				
27				
28				
29				
30				
31				
計				

誠實的反省自己的作法

你獲得了多少分數呢？如果總分數是「四五〇分」，則表示你在六個月後一定會締造驚人的成果。

沒有達到的人要牢記以下的注意事項，下個月要多努力。

【四〇〇　四五〇分】

你非常努力，沒有什麼需要注意的事項，維持這樣的狀況，持續做六個月吧！

【三〇〇　三九九分】

你非常努力，對於沒有達到分數的項目要重新評估一下。清楚地瞭解對你而言，感到「棘手」的項目是「飲食」、「體操」，還是「冥想法」，在下一個月集中式的來得到點數。

【二〇〇　二九九分】

是不是有點「不夠認真」呢？是否擁有足夠的慾望想要進行「川畑式增高法」課程呢？

如果只是有一種「想要試看看」的想法，那麼，這個課程恐怕無法展現足夠的效果。

應該要重新認清自己的目的意識再開始進行，把希望寄託在下一個月吧！

【一〇〇～一九九分】

很顯然的，不夠努力。雖然毫不勉強的訂立課程，但是，這個範圍的點數表示你不夠努力，一定要重新振奮精神才行。

【一〇〇分以下】

重新開始出發吧！

容易忽略的心靈部分

增高與心靈（精神）部分有密切關係。

對於增高而言，飲食和體操是兩大支柱，但是，引出其效果的就是心靈。覺得自己長得很矮而感到煩惱的人，經常會產生自卑感，尤其是在十幾歲的青春期，對於自己的容貌非常在意。

因為這個原因而無法結交朋友、表達自己的意見。

但是，如果自卑感過大而造成精神壓力，恐怕會自己摘除了增高的可能性。

「可是，身體和心情是完全不同的。」

也許有些人會這麼想，但是，你難道沒有聽過「病由心生」這句話嗎？心理的狀態對於身高以及整個身體的發育，都會造成極大的影響。事實上，根據許多的資料顯示，這些人大多有太大的自卑感，同時感覺不安。

以下為各位說明一下。

自卑或是不安、焦慮、擔心等原因，會造成精神壓力。大腦的額葉會感受到這個部分，接著，就會經由以下的經路傳達。

從額葉到大腦邊緣系，然後再到間腦（丘腦下部）、自律神經、內臟諸器官的順序。

承受壓力的部分會出現何種狀況呢？

大腦邊緣系是掌管感情和本能的部分，一旦壓力傳達到此處時，情感會微妙的起伏不定。

其次是間腦，這裡有自律神經中樞與丘腦下部。

當丘腦下部因壓力而受損時，當然，連帶著自律神經的功能也會產生異常。

自律神經控制血管、心臟、胃腸、肝臟、腎臟、內分泌腺等各種機能，當功能出現變異時，內臟各器官、荷爾蒙分泌系統就無法發揮正常機能。

也就是說，會形成自律神經失調症的狀態。

荷爾蒙包括成長激素以及具有增高作用的荷爾蒙等。

因為自律神經紊亂，體內的荷爾蒙無法正常分泌，因此會阻礙增高。

覺得如何？

已經瞭解到精神壓力與增高的密切關係了吧！

你的壓力在何處？

自身壓力的原因、要素列舉如下。

「我在班上是最矮的，很羨慕高個子。」

「自己很矮，擔心別人在背後取笑我。」

「擔心會不會就這樣長不高了，感覺非常不安。」

有各種不同的想法。

這些造成壓力的原因，全部都可以藉著心情的轉換而減輕。

關鍵就在於對於「川畑式增高法」的信賴。

假設有讀者懷疑——

「雖然每天都進行川畑式增高法，但是是否真的能夠長高呢？」

在有懷疑時進行飲食和體操的增高法，結果當然不好。因為沒有強烈的目的意識和慾望，當然就無法展現成果。

不只如此，持續增高飲食和體操本身就會成為一種壓力，造成惡性循環只是時間上的問題而已。

另一方面，如果全面信賴現在持續進行的課程，

「只要持續這個課程，一定能夠增高，而且不管做什麼都會非常順利，我一定要長高！」

如果抱持著這種態度，則心情就會完全不同了。

「是班上最矮的人，很羨慕高個子。」

不要因為這些自卑和嫉妒而悶悶不樂，對於自己長高的可能性要擁有期待感。相信的力量非常驚人，而持續下去的能量泉源就在於「相信」。當然，朝著增高這個終點不斷奔馳的加速力，也是從這兒產生的。

使用「冥想法」

一定要下定決心趕走壓力，努力將心情朝向既定的方向前進。在此介紹強力的「助手」。

就是對消除壓力非常有效的「冥想法」。

自古以來，冥想就能夠靜心、淨化身體。佛教的和尚從冥想中頓悟的例子也時有所聞，一般的書中也有這方面的介紹。

我在學生時代就實際感受到冥想的效果。我曾經在禪宗臨濟宗的大本山如是院寺廟生活過一陣子，在坐禪冥想中體驗到心靈洗淨的時間。從此以後，每次冥想時都能夠使身心產生健康的狀態，我確信這是消除壓力的妙藥。

以下為各位說明具體的方法。

一次三分鐘，一天二次

冥想的時間是早晚二次，一次三分鐘。但是，感覺壓力積存或是容易承受壓力的人，可以延長為五分鐘。

此外，一天進行二次，但是如果覺得勉強，一天進行一次也無妨。

冥想從第一階段的「靜坐」到第四階段的「無念無想」為止，是按照各階段組合而來的。重點是要循序漸進的進行。

【第一階段／靜坐】

靜坐就是靜靜的坐著。

以正確的姿勢靜靜的坐著，就能夠控制頭腦。

雖然說身體是由腦部所控制，但是，也可以反過來藉著身體的動作來控制腦。

靜坐的形態有三種。

「安坐」、「正坐」、「椅坐」。

讀者可能不習慣坐著，那麼，就從「安坐」開始吧！

《安坐》

①臀部下方擺坐墊，左腿（右腿也無妨）彎曲，腳趾靠向右大腿（右腿彎曲時是靠左大腿）的下側。

②右腿（或是左腿）彎曲，拉到左小腿肚（右小腿肚）下方。上身背肌挺直，臀部稍微朝後側突出，自然下垂。

③腰部固定，伸長後脖頸，此時試著將上身輕輕的朝前後左右擺盪，感覺最穩

定時就是正確的姿勢。

也就是所謂的盤腿坐。

無法正坐的人，就從這個姿勢開始吧！

《正坐》

①屈膝，大腿與膝蓋和腳脖子完全交疊著坐。雙腳在腳底心附近交叉。但是，如果太胖無法做這個姿勢時，只要腳踇趾重疊即可。

②男性兩膝之間距離二個拳頭，女性則以一個拳頭為標準。自然坐下時就有這個間隔。

③與「安坐」相同，上身背肌挺直，放鬆肩膀的力量，不可以聳肩或胸往前突出。

④臉朝向正面，收下顎，雙臂在身體側面自然下垂，手肘稍微彎曲，雙手手掌擺在大腿中央，這時注意手肘不可以凸起。

從側面看「正坐」的姿勢，可以發現上身並不是垂直，而是稍微往前傾，很自然的下腹部用力，是重心擺在下方的穩定姿勢。

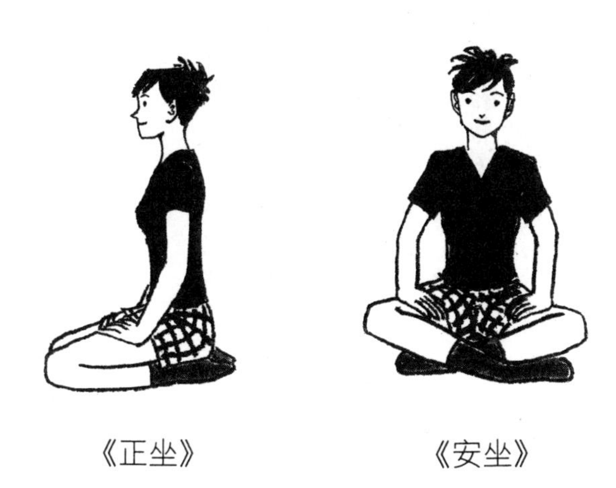

《正坐》　　《安坐》

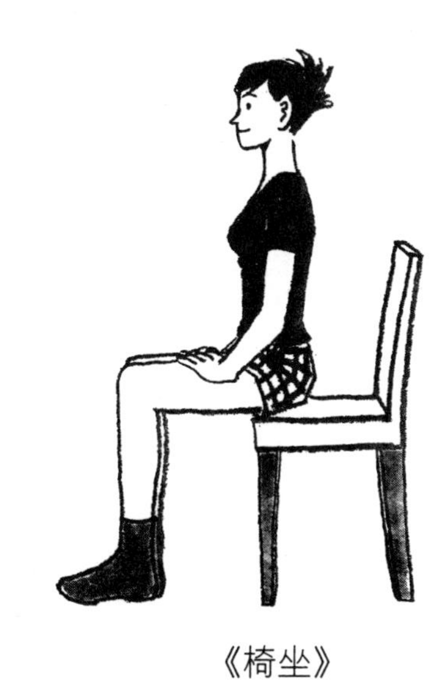

《椅坐》

《椅坐》

①淺坐在椅子上，膝蓋頭自然打開，雙腿併攏。
②雙腳腳底貼於地面，從膝到腳脖子的線保持垂直。
③上身與「安坐」、「正坐」同樣，背肌挺直，雙臂自然下垂，雙手手掌擺在大腿正中央。

這是坐在椅子上的靜坐，在教室或是辦公室都可以進行。看書或是工作疲累時，也可以進行靜坐來集中精神。如果椅子太軟，就無法保持上身的挺直，如果有鋪坐墊，就要把坐墊拿開再進行。

【第二階段／閉眼】

①雙眼靜靜閉上

閉上眼睛，意識朝向自己的內側。

凝視心中的煩惱、不安、擔心、焦慮……等，目前佔據自己心中的一切。

這樣就可以知道自己真正的姿態。一旦有煩惱和不安時，我們大多不願意去面對，但是這樣是無法解決問題的。「知己知彼，百戰百勝」，在面對煩惱和不安時

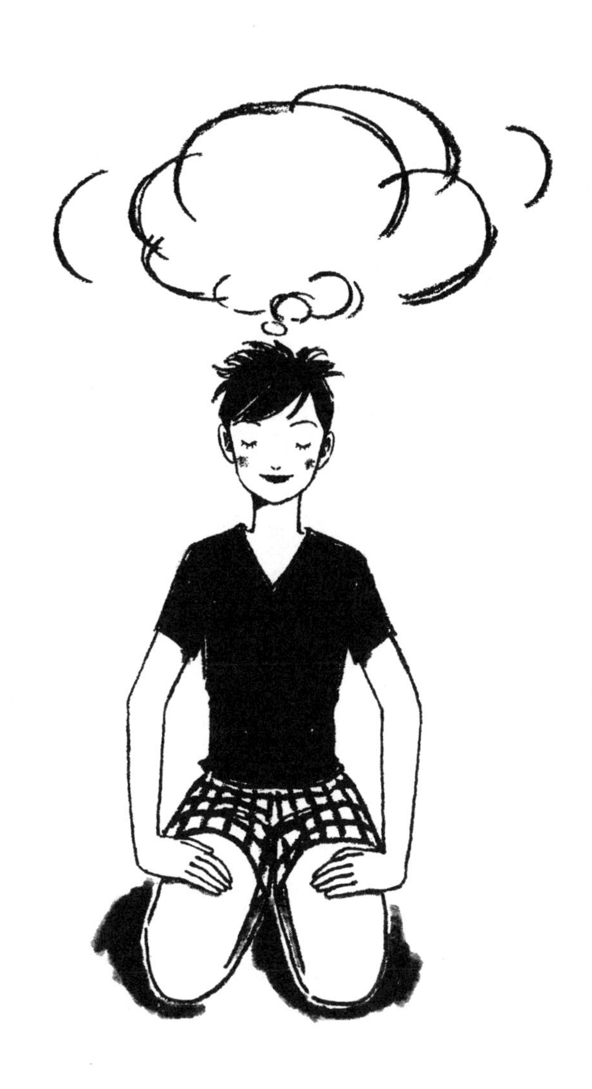

，才能夠靜心、實際平靜下來。

閉上眼睛，凝視心中的自己。

也許最初無法集中意識，但是習慣之後，就能夠清楚的看到心中的執著。

【第三階段／調息與數息】

①肚子膨脹，盡可能慢慢用力的吸氣。

②吸完氣息之後，吐氣，肚子陷凹進去。

這就是調息。也就是所謂的腹式呼吸。

重點是，不論是吸氣或吐氣，都要多花一點時間來進行。剛開始時一分鐘作十次，習慣之後變成六～七次。

最初如果不下意識的膨脹或陷凹腹部，那就無法做得很好。總之，「習慣成自然」。只要每天持續去做，很自然的就會學會腹式呼吸。

調息，是冥想的重點。

藉著深呼吸可以消除身心的緊張感，擁有安全的狀態。此時，心中的執著、不安與煩惱，能夠逐漸消除。

能夠提高其效果的就是「數息」。

在吐出吸入的氣息時，數「一」、「二」。

藉著數息集中意識，開始數「一」、「二」……。數息可使身心產生一體感。

沒有體驗過的人可能不瞭解，但是，這才是冥想的美好。

這個狀態就是明鏡如水的心境。

心情非常平穩、沈靜，頭腦清晰。

「這種心境，應該是累積修行的高僧才能夠達到的吧……」

如果你會這麼想，那就表示你的認識不夠。只要能夠持續真摯的冥想，任何人都能夠達到這個境地。

【第四階段／無念無想】

無念無想就是一切都交給天，所有的慾望、煩惱、情念都消失的心靈狀態。也就是冥想的最後階段。

當然，人都存在著慾望與煩惱，剛開始冥想時，是不可能達到這個階段的。慾望和煩惱會不斷的出現在腦海中。

每天持續三～五分鐘的冥想，的確會產生變化。頑固的自我會消失，慾望和煩惱也會消失得無影無蹤，形成一個沒有任何執著的無垢之心，自己會實際的感覺到進入一個無念無想的世界中。

身心完全一體時，就是身心的最佳狀態。

當然，這是身心的理想鄉，是不可能輕易到達的境地。但是，朝著高理想努力的冥想，的確能夠去除阻礙增高的壓力。

腦波是瞭解印象訓練的最適合法

不僅是體驗者實際證明冥想的效果，連日益進步的現代醫學也證實了這一點。藉由科學資料而證實的冥想效果有三種：一個是「使腦功能穩定」，第二是「提高身體機能」，第三則是「減少疲勞」。

相信很多人都聽過腦波這個字語。當我們產生不安、不滿或是焦躁時，腦波不穩定，會產生紊亂的β波。

但是，冥想時各種壓力都會消失，腦波會變成穩定的α波。腦中出現α波時，

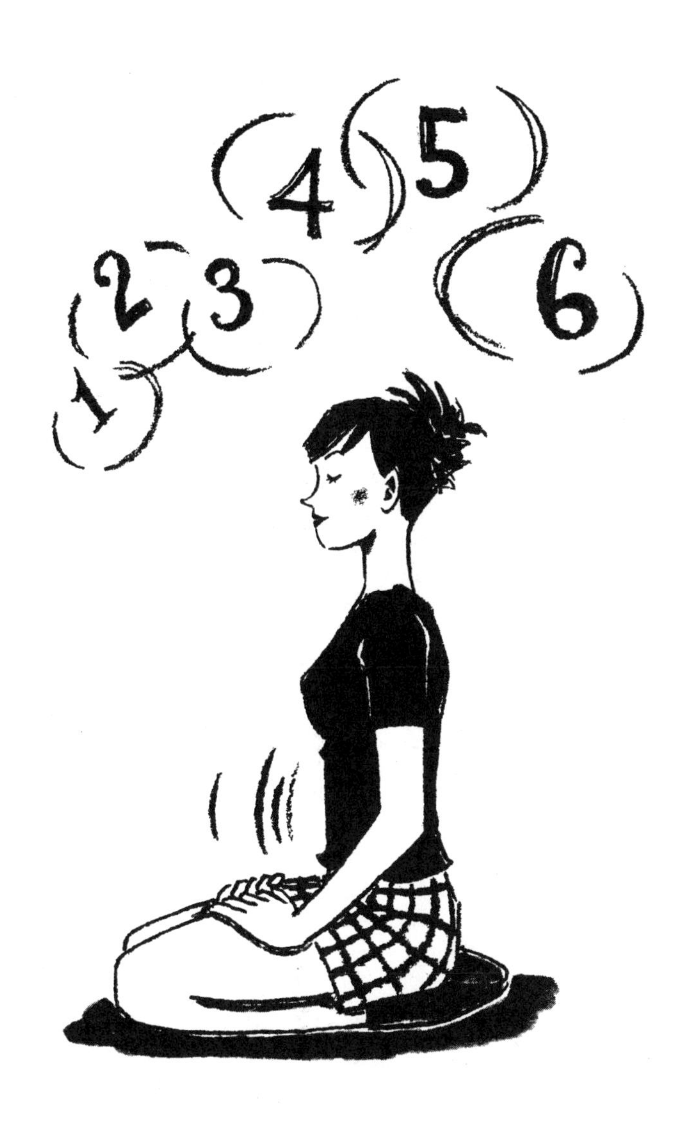
1
2
3
4
5
6

就表示穩定、安定。

冥想對於消除壓力有效，這是經由腦波測定清楚證明的事實。

我們的身體使用能量來維持生命活動。活動身體或是睡覺時，都需要使用到能量。

但在冥想時，能量消耗得非常少。根據資料顯示，其能量消耗減少至安靜時的百分之二十，這個數值比睡眠中還少。

消耗的能量減少，當然就能夠增加身體的機能，同時也能夠促進身體的發育。

造成疲勞主要原因之一的乳酸鹽物質，是在血液缺氧時發生的，會增高濃度。

冥想能夠降低乳酸鹽的濃度。根據某項實驗顯示，冥想前一百毫升的血液中含有十二毫克的乳酸鹽，經過冥想之後，降低為七毫克左右。

利用冥想所進行的呼吸法，能夠將大量的氧吸入體內，使新陳代謝旺盛，減少乳酸鹽，減少疲勞。

「沒有好好凝視自己的機會。」

大部分的人都是如此。在現代人的日常生活中，無法靜靜的凝視自己。因此，造成壓力積存且無法消除。

此外，現代人的特徵是好像每天都被時間追趕似的，尤其是國中生或是高中生面對考試這種大問題時，無法平心靜氣。

但是，每天幾分鐘的「冥想法」意義更深遠。

壓力會顯著的阻礙增高，而冥想能夠有效的消除壓力，因此，一定要將其納入生活中。

每天早晚二次大約十分鐘的冥想，就能夠使自己平心靜氣，從心靈面提升增高效果。

實行川畑式增高法三個月左右，就能夠清楚的感受到其效果。

有的人說：

「雖然拼命進行飲食法和體操，但是卻無法產生效果。」

這些人，可能冥想法的實踐會成為引爆劑。

如果說飲食和體操是增高車子的兩輪，那麼，冥想法就是使兩輪運轉順暢的潤滑油。

最初兩輪不靈活的運轉會逐漸調和，到了第三個月時就能夠穩定的前進。因此，給予潤滑油加速運轉吧！

第四章

〔第六個月〕是課程的目標地點！養成增高習慣的十二個重點

檢查自我變化的第六個月

進行「川畑式增高法」課程六個月之後，會出現各種變化。

當然，效果因人而異，各有不同，但是與半年前相比，應該全身都改變了吧！

「雖然只增高了一公分，但是，覺得身體真的變輕盈了，而且不再覺得早起很痛苦了。」

「原本沒有食慾，但是現在食慾非常旺盛。」

你的變化如何呢？沒有感覺到變化的人，請冷靜回顧一下開始進行課程的每一天。

「喔！的確是因為擔心增高的問題，而情緒焦躁。」

「無法順利持續下去，有時做的比平常多一倍，但有時卻完全沒有做。」

是否沒有發現這些問題？即使以往沒有變化，可是如果能夠找出理由，充分反省，這個課程還是可以嘗試好幾次……。那麼，再作基本檢查吧！

在以五大營養食品為主的飲食生活中，對於增高不可或缺的鈣質、蛋白質、維他命、食物纖維等四種營養，是否有均衡攝取呢？

早晚八分鐘的增高體操是否有天天進行呢？

此外，是否有藉著冥想法來消除壓力呢？

如果對於每一項問題都有自信回答「Ｙｅｓ！」的人，那麼就可以實際感受到可喜的效果，也許就能夠更熱心的進行課程了。

「當飲食、體操和冥想法都已經成為習慣之後，就能夠在生活的規律中自然完成。」

最有效的實踐法就是將其「習慣化」。早起時，相信沒有人會猶豫不決，不想洗臉吧！也就是說，它已經成為一種習慣被納入生活規律中了。而增高法的課程也是完全相同的。尚未成為習慣時，

「要不要開始做增高體操了呢？」

也許你會覺得是以這種心情來鼓勵自己做體操，但在習慣化之後，從床上醒來，接下來的瞬間就會很自然的做「伸展體操」的動作。

如此，就表示課程已經完全成為生活的一部分了。

接著，更進一步的讓整個生活都變成增高的生活。回顧以往的日常生活，會發現有許多需要修正之處。

「只要改善這一點，也許就能夠提升增高效果。」

「只要稍微注意一下動作，就能夠確實提升效果……」

這一類的重點並不少。以下，就來探討一下這個主題吧！

對增高造成不良影響的重點

在探討自己本身的生活形態時，是否有想過彎著腿坐下來的機會有多少呢？年輕一代的人大都生活在西式的房間中，過著與榻榻米無緣的生活。但是，相信還有很多機會可以盤腿坐在地毯或是地板上看電視，或是躺著看書吧！這些姿勢都會長時間彎曲著腿。

這對增高會造成不良影響。彎曲腿時，腿的血管受到壓迫，造成血液循環不順暢。血液具有將自食物中所攝取的營養送達至身體各處的作用，如果血液循環不順暢，則營養將無法充分送達。

結果就會阻礙骨骼與肌肉的發達，彎曲腿會對關節和骨骼直接造成負擔，阻礙其發育。以雙重意義來說，彎曲腿是增高的逆行動作。

可能不會長時間的正坐，但是，會盤腿坐或是側坐。在房間裡坐在沙發上時，可將腳整個伸出來，坐在地上時也儘可能的伸直腳。

背部是否使用不良的寢具

睡眠佔了生活大部分的時間，因此寢具也是重點。不知道讀者是使用何種寢具？

「聽說選擇硬的寢具比較好，所以使用非常硬的寢具。」

「希望在睡覺時能夠感覺是一種奢侈的享受，因此喜歡鬆軟的床。」

遺憾的是，兩者都不好。寢具最適合使用帶有不鏽鋼製彈簧的床墊的床，標準是躺下來時，只有身體會稍微下沈的硬度。

太硬的寢具對於已經完全停止成長的人而言，當然是沒有問題的，但是對於正處於成長期的人而言，就不太好了。因為太硬所造成的壓迫感會阻礙骨骼的成長。

選用寢具時，下面鋪的彈簧床的軟硬度必須要花點工夫選擇。

如果是會讓身體深深下沈的柔軟寢具，在睡覺時，臀部的部分會往下沈，使得脊柱形成不自然的形狀，阻礙發育。

此外，所蓋的被子也不可以太重，太重的被子會阻礙血液循環。枕頭要選擇較矮，使用柔軟的素材、平坦的枕頭最理想。例如，蕎麥殼枕太硬，會阻礙血液循環，而且脖子和肩膀、頭不穩定。選擇後脖頸能夠伸直，頭和頸部能夠自由活動的枕頭。

對背不好的服裝

接下來探討服裝。年輕的一代非常關心服裝，流行方面也有各種變化。但是，為了增高著想，服裝的基本是不可以太緊。

也許是我孤陋寡聞，我不太清楚最近流行的服裝。但是，緊貼肌膚的緊身牛仔褲會壓迫整個腿部，阻礙血液循環，是頭一個要避免的服裝。

不可以勒緊身體，要穿寬鬆的服裝。

「學校的制服很緊耶！」

如果是需要長時間穿著的學校或是公司的制服做得太緊，這也是無可奈何之事，可是不要穿太久。例如，從學校回家之後，就要立刻脫下太緊的制服，換上寬鬆

對於增高不好的生活形態

長時間正坐

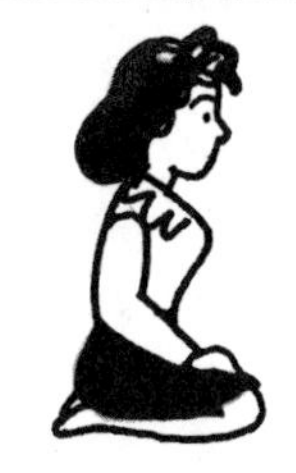

結果

血液循環不良，會阻礙腳的發育。

以不良的姿勢坐著

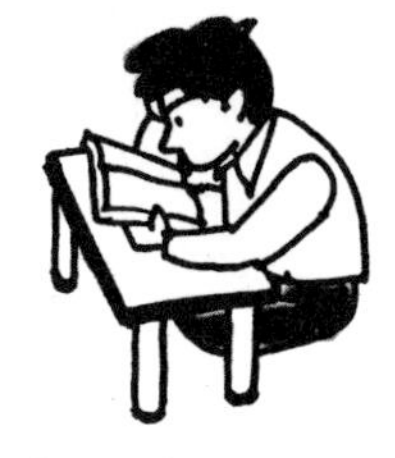

駝背的坐姿很不好。

結果

可能會駝背，同時壓迫心臟、肺、脈管等，阻礙血液和淋巴液的循環，造成營養補給不良。

抽煙、喝酒

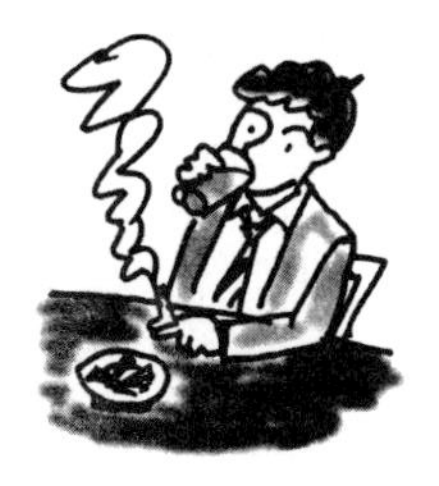

結果

減弱肝臟或胃腸的功能，抑制成長激素的分泌。

穿著太緊的衣服

結果

帶子的壓力會勒緊腹部和胸部，引起呼吸、循環、消化系統的機能障礙。

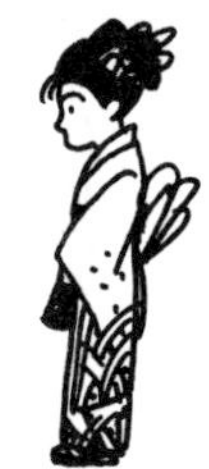

使用較硬的寢具

・躺在床上時，稍微下沈的程度即可。

・如果是日式寢具太硬，就要調節墊子。

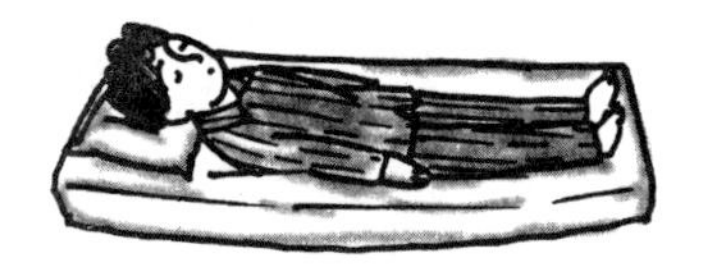

・蓋太重的被子會造成血液循環不良，最好避免。

・低而柔軟的枕頭。平躺時，能夠使頭和頸部自由活動。

結果

促進血液循環，脊柱的骨骼能夠充分成長、發育。

的服裝，這樣就能夠充分彌補這一類的弊端。

容易忽略的就是鞋子和襪子。如果是脫下來之後會覺得「啊！輕鬆多了！」的太緊的鞋子，會顯著阻礙腳部的血液循環。尤其是女性，從腳到小腿肚不要穿太緊的靴子，長時間持續這種狀態就無法增高。

襪子也不要穿太緊，所以深受高中女生喜歡的寬鬆的襪子，不但看起來好看，而且又不緊綳，是最適合的。

日常生活中不可或缺的正確坐姿

不論是在學校或是辦公室或是回到自宅，坐在椅子上的時間應該很長吧！那麼，到底應該使用何種桌椅呢？坐姿又應該如何呢？以下來探討一下這個問題。如果是一套的桌椅，平衡是最重要的。首先從椅子來說明。

椅子的高度最好是與膝以下的高度相同。如果腳跟必須要上抬，那就表示太高了。如果兩膝比坐著的平面更高，就表示椅子太低了。

坐著的面寬度為四十五～五十公分左右，不是平面，而是能夠順利包住臀部，

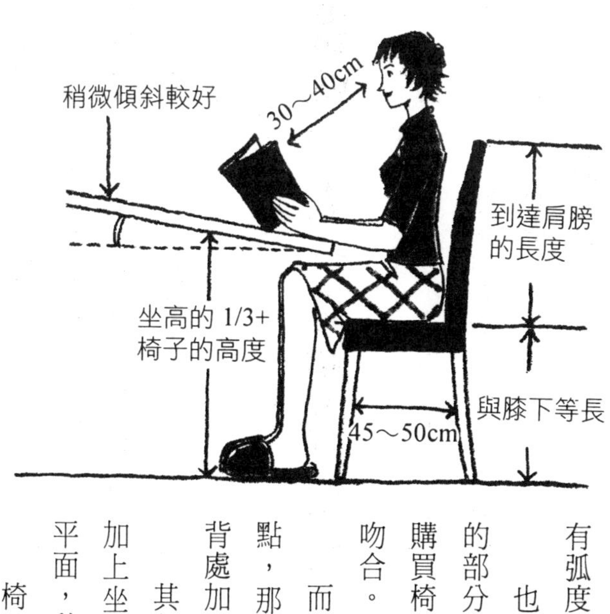

具有適當弧度的椅子較為穩定。

靠背的高度到達肩胛骨附近較好，選擇有弧度的靠背較好。

也就是坐著時，背肌能夠挺直，膝以下的部分能夠放直，這是選擇椅子的重點。要購買椅子時要實際坐坐看，確定是否與重點吻合。

而目前所使用的椅子如果無法滿足重點，那麼可以把坐墊擺在坐的平面或是靠背處加以調整。

其次就是桌子。高度為椅子的高度再加上坐高三分之一的高度。儘可能不是水平面，稍微往前下方傾斜的桌子較好。

椅子和桌子的位置關係，是椅子的前面線正好在桌子的前面線稍微靠內側。如果靠近，較容易取得正確的姿勢。不論是看書或是用功時，眼睛和書或是筆記本的間隔為三十～四十公分。

當然，不要長時間持續相同的姿勢，這樣會造成背骨和腿關節的負擔，使血液循環不良。每隔一個小時就要站起來走一走，或是伸個懶腰。

集中力的持續時間並不是很長，每隔一個小時休息一下，更能夠提升工作和學習的效率。

像歐美人一樣改變姿勢

現代的年輕人有不少人有不亞於歐美人的體型。昔日國人的傳統體型是腿短身體長，但是現在卻擁有修長的雙腿，看到他們昂首闊步的姿態，心想：

「時代真是改變了。」

但是，想要真正擁有這種抬頭挺胸，很像歐美人的姿勢，恐怕還早呢！

事實上，年輕人的姿勢很難看。走在街上可以看到彎腰駝背走路的年輕人。姿勢不良，不單是外觀上的問題而已。

前傾的姿勢會對心臟或是肺、脈管等造成壓迫，阻礙血液或淋巴液的流通。先前已經敘述過，血液和淋巴液是將營養送達體內的補給路，一旦引起停滯時，必要的營養無法充分供給，會對發育造成阻礙。

此外，對於消化系統的內臟器官也會造成影響，使得消化、吸收無法正常進行。

骨骼或肌肉的成長發育，是掌握增高的關鍵，相信各位讀者已經非常瞭解這一點了。不良的姿勢對於成長發育而言，會造成不良的影響。

不良的姿勢會使你看起來比實際的高度更矮，這一點也不能夠忽略。光是矯正前傾的姿勢，挺直背肌，就可以讓你增高二～五公分，像這樣的例子並不少。

要求姿勢端正的職業，大家首先想到的就是服裝模特兒。他們的優雅體態，的確是因為姿勢所造成的正面影響。在服裝秀中，飄逸走路的他們，看起來比實際的身高更高。

「但是，一直保持正確的姿勢很累耶！」

你會這麼想，就表示你錯了。因為最不會疲倦的姿勢，就是正確的姿勢……。不論是坐姿、站姿或是躺著的姿勢都是如此。

這些實踐更能提高效果

那麼，以下教導一下各位什麼是正確的姿勢。

首先談到站立的姿勢。雙腳自然併攏，腳尖打開六十度，雙臂擺在身體側面，眼睛看著正前方，挺胸，縮小腹，臀部不可以留在後方。

這時有可能會聳肩，但是絕對不可以聳肩。放鬆肩膀的力量，體重稍微置於前方。

「檢查的項目大都記不住。」

這些人請你檢查以下二點。

第一就是「挺直背肌」。

另外一點就是「臍下用力」。

只要遵守這二點，就能夠擁有正確的姿勢。

其次是坐姿。重點就是深坐在椅子上，挺直背肌。然後就是在椅子和桌子的部分曾經敘述過的，膝以下垂直，雙腳腳底與地面平行接觸。

最後就是躺著時的姿勢。當然會因為翻身等而陸續產生變化，不過還是要瞭解一些基本的方法。

身體筆直仰躺，雙腳打開十～二十度，雙手不要緊貼身體，要保持適當距離。以往讀者的姿勢到底和正確姿勢有多少差距呢？

我再三強調正確的姿勢比起任何姿勢都不容易疲倦，而且看起來很美，也會使你看起來更高。要趕緊擁有正確的姿勢。

但是，雖說正確的姿勢不容易疲勞，但是長時間持續相同的姿勢，還是會產生疲勞感。對於肌肉和神經、諸器官都會造成不良影響，這是因為對特定的肌肉、神經和器官造成的負擔較強。

因此，如果保持三十分鐘站姿，就要坐著或走走路，變換姿勢也很重要。

改變「走路」

走路時的姿勢也需要修正。

走路現在已經代替慢跑，成為對肌肉與心臟負擔更少的受人歡迎的運動。實際上，走路除了鍛鍊肌肉之外，也是提高心肺機能的全身運動，所以是值得歡迎的現象。當然，不需要特別的走路。但在日常生活中，儘可能增加走路的機會很重要。

在交通網路高度發達的現在，走路的機會非常少。

這與腳的發育也有關，對於增高也會造成影響，相信各位都能夠想像到這點。

「大都搭乘巴士到達車站，從今天開始花十五分鐘走走路吧！」

一定要下定這種決心。

但是，如果走路的方式不正確，那根本就毫無意義。如果彎腰駝背、下顎往前凸出、膝也不伸直，好像拖著腳走路……，即使走路也無法顯現效果。

不僅如此，和不良的站立姿勢一樣，會壓迫內臟器官，阻礙血液循環，無法充分補給營養。

腳的肌肉和骨骼的發育有關，要增高的正確走路方式有一些重點。

我們所稱的「正常步」如下：

・步幅會因腳的長度不同而有所不同，年輕人大都為七十五公分。

速度方面一分鐘一二〇步，也就是說，一秒走二步。

・腰和肩不要前後左右搖晃，要很有節奏的慢步行進。

・稍微挺胸、縮小腹，臀部不要留在後面。
・把踏出去的腳膝蓋伸直，著地時一定要從腳跟先著地。
・腳尖筆直朝向前進方向，不要朝向外側或內側。也就是說，「外八」或「內八」都不是正確的走路方式。
・左右腳的間隔為五～七公分，步行線不可以交叉或是離得太遠。
・頭不要朝前後左右傾斜，大致保持在正上方的位置，視線看著前方。
・雙手自然前後擺盪，配合腳的動作，兩者調和，幫助腳的動作。
・不光是下半身動，動力源在於腰，要以從腰前進的方式來走路。
・以開朗的心情、很有元氣，好像用整個身體來享受步行之樂的態度來走路。

如果用正確的方式走路，不僅周圍的人會覺得你充滿能量，看起來非常飄逸，同時自己的心情也會變得很激情。此外，使用的能量很少，但卻能夠得到極大的運動效果，也能夠提升增高效果。

「那麼，一天到底要花多少時間來走路呢？」

問題就在於此。即使養成正確的走路方式，但是，一天只走十五分鐘，也是沒有意義的。

我認為一天走路的時間要用以下的公式來計算。

「一日的步行時間（分）＝一〇〇－（減）年齡。」

例如，十五歲為一〇〇－十五＝八十五，一天走八十五分鐘。十八歲則為八十二分鐘。

如果認為不需要嚴格遵守時間的要求，那麼，十歲層的人大約走一個半小時就夠了。

「咦！一個半小時啊！」

可能你會覺得這是超乎想像的步行時間，但是如果多花點工夫，這也不是不可能達成的數字。

雖然乘坐巴士到車站，但是，可以提早一站下車走路。

如果是使用電扶梯的地下鐵車站，上下樓梯時可以徒步進行。

到餐廳和女朋友約會時，也可以散散步。

在生活中找出一些走路的機會，就會發現其實有很多這種機會。

儘可能不要走路，可能已經成為現代年輕人共通的形態吧……。

走路對於身體的發育以及增高而言，的確是非常重要。我本身就是一個「活生生的證人」。

小學時候我的身體很差，身材矮小，其他人都說我「面黃肌瘦」。

醫師也說要延遲中學生活至少一年，因為再這樣下去，我的人生可能會縮短。這樣怎麼行呢？於是我發起一念。進入中學之後，往返學校十六公里的山路，我決定步行。

效果非常好。「面黃肌瘦」的我開始擁有強健的身體，對於體力也有了自信。身高不斷的長高，從代表班上的「矮個子」，變成超出全班平均身高二公分的一六六公分。

我建議想要增高的讀者走路，這是因為我根據自己的體驗，確認其效果。

「走路可以增高嗎？」

請你立刻去除這種懷疑。在平常的生活中，只要努力矯正姿勢，提高增高效果，只要花一點時間做簡單的體操就夠了。

即使想要維持正確的姿勢，但是在一天中還是有不得不保持勉強姿勢的場面。

例如，考試前用功的時候，會忘了休息，長時間持續相同的姿勢……。要消除這個弊端，而且還能增高的體操，將在次頁為各位做說明。

【使用桌椅的伸展背肌體操】

①淺坐在有靠背的椅子上。

②雙手握住座面前方兩端，雙腿往前伸直。

③用力吸氣，上身往後倒，好像整個靠在椅背上似的。充分挺胸，放鬆後脖頸的力量，重點是頭要盡量往後垂下。

④充分吸氣之後，吐氣，上身往前傾。雙手離開椅子，從大腿上方朝向膝、腳脖子的方向摩擦。動作反覆進行六～七次。

●具有何種效果

前傾的姿勢會阻礙血液和淋巴液的循環，壓迫內臟器官。這個體操可以消除這些問題，矯正脊柱的偏差或彎曲。吐氣時按摩雙腳，可促進血液循環，使腳順利發育。是在集中於課業獲釋工作後，非常適合做的體操。身心都能夠放鬆，覺得心情更新，同時也能夠重新集中精神於課業或是工作上，具有心靈效果。

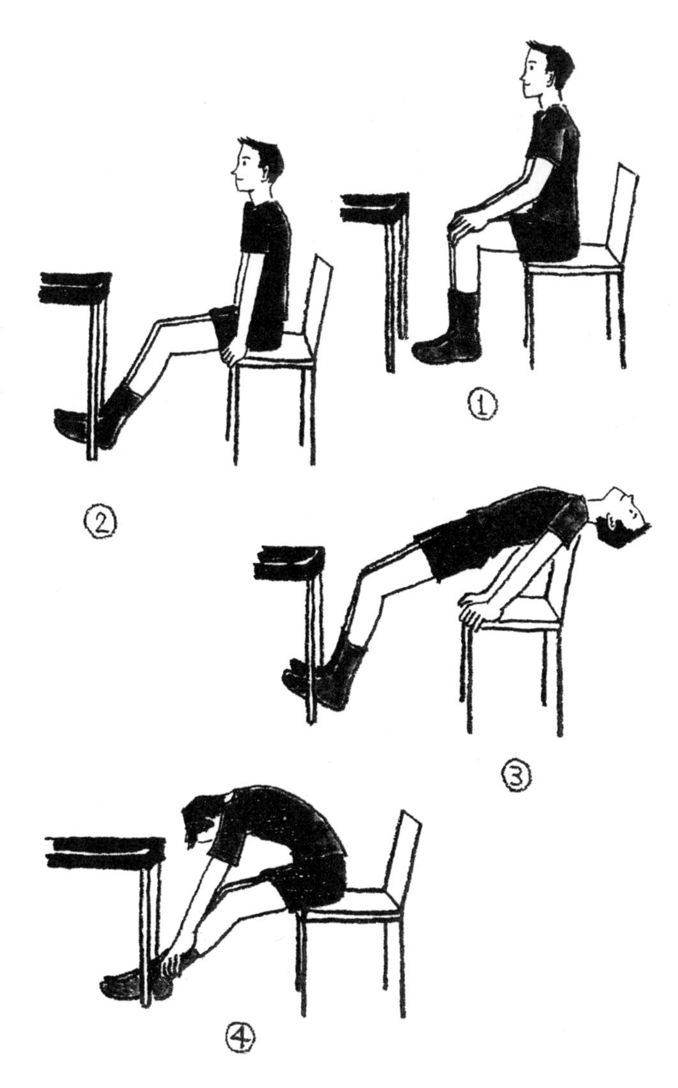

使用桌椅的伸展背肌體操

【使用柱子或牆壁的伸展腋下體操】

①好像身體的左側朝向柱子或牆壁一樣，以自然的姿勢站立。

②與柱子（牆壁）的間隔為左手上抬到肩膀的高度，手掌能夠完全貼住柱子（牆壁）的間隔。右手自然下垂擺在體側。

③吸氣的同時，右手伸到頭上往左倒。頭和脖子往左側傾斜，充分伸展右腋下。

④吐氣，同時左右手用力朝身體側面下方擺盪，回到①的姿勢。

⑤這一次是身體的右側朝向柱子（牆壁）站立，進行②～④的動作。左右各進行四次。

●具有何種效果

長時間坐在椅子上作業時，身體可能會朝向左右某一邊。這個體操能夠防止脊柱朝側面彎曲，促進正常的發育。

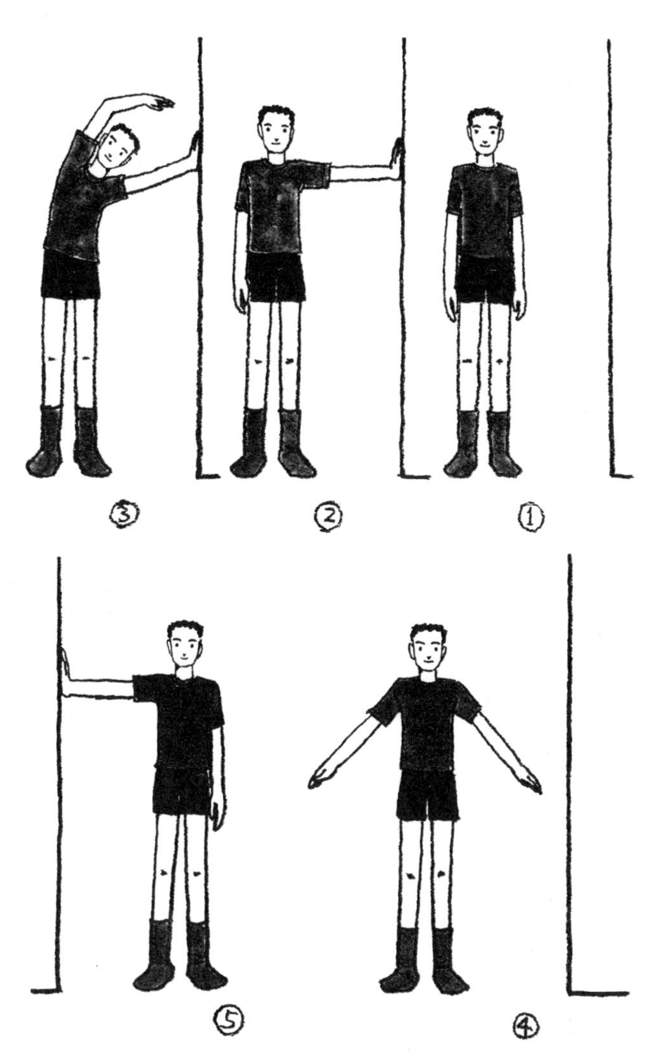

使用柱子或牆壁的伸展腋下體操

【使用門楣的挺胸體操】

①雙腳併攏站在門楣下，雙臂抓住門楣。
②用力吸氣，同時雙腳腳跟踮起，挺胸，放鬆後脖頸的力量，頭倒向後方。從側面看，身體呈「C」字型。
③充分吸氣，然後吐氣，回到①的姿勢。
反覆六～十次。
以西式房間為主流的現代住宅，可能很少有門楣。此時可以使用門框上方的橫木來代替。
可以留意一下，家中一定會有能夠伸直雙臂，抓得住的地方。

●具有何種效果

使得因為持續相同的姿勢而停滯的全身血液循環旺盛，對於脊柱的健全發育有效。

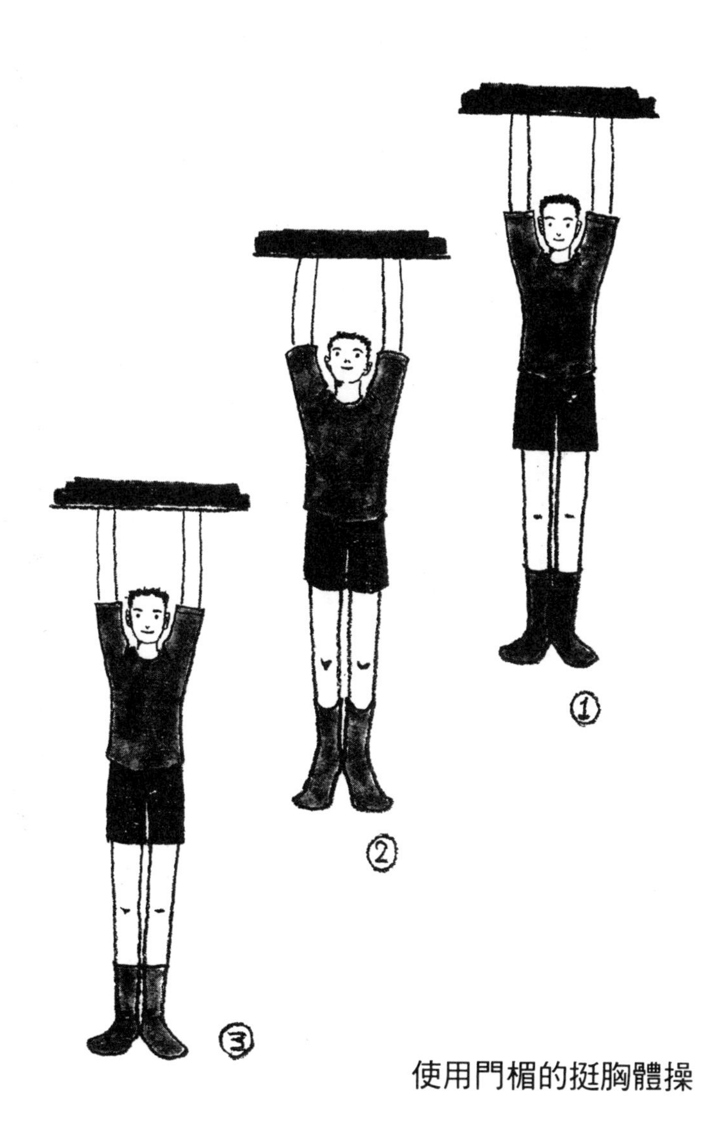

使用門楣的挺胸體操

可以利用上課和遊戲的空檔做的體操

這個體操的優點就是，可以趁著讀書或是工作的空檔，想到就可以實行。花不到五分鐘的時間。

第二章所介紹的「伸背體操」應該已經成為日課了吧！這個時期開始可以納入這個體操，加速效果。

如果讀書覺得疲累時，即使保持與讀書時同樣的姿勢，在桌前彎著腰休息，但是原先加諸於身體的負擔還是無法減輕。

雖然心情上已經放輕鬆了，但是，身體卻無法更新。結果，就會延遲讀者所進行的課程的成果。

要增高就要在飲食和體操上積極的努力。當然，要達成日常的動作及目標，也要藉助一些姿勢的幫助，如此就能夠讓課程更接近成功。

「睡覺的孩子能長大」

睡眠對於增高而言是一個重點，相信大家都能夠想像得到。

「睡覺的孩子能長大」這句話，讓我們瞭解到如果經常出現睡眠不足的狀態，就很難增高。

身高的成長式的睡眠中，更仔細的說，在睡眠時，尤其是從深夜到黎明，是成長的顛峰時期。

因為成長的激素，在熟睡的時間帶分泌旺盛。

此外，睡覺時脊柱和腳的關節、肌肉能夠從身體的重量中解放出來。因為白天從事支撐體重的重大負擔，因此在睡覺時能夠充分的放輕鬆。

睡眠不光是消除一天的疲勞，儲備能量的時間帶，同時也是增高的珍貴時間帶。睡眠最重要的兩點就是時間與品質。在時間方面，至少需要七小時的睡眠時間。

現在熬夜的年輕人增加了，但是，看電視或錄影帶直到深夜，只睡四～五小時的生活並不好。

成長激素等對增高會發生作用的工作荷爾蒙，需要花點時間才會出現，因此，四小時、五小時的睡眠是不夠的。

最好是十～十三歲時睡九小時，十四～十八歲時睡八．五小時，十九～二十歲以上睡八小時。

成長期取得較長時間的睡眠，能夠有效的增高。

「但是，六小時的睡眠時間應該已經足夠了。」

這些人請重新評估一下自己的生活形態，是否真的需要過了深夜十二點以後才睡覺？是不是在那兒看電視、聽音樂或是看書來「輕鬆打發時間」呢？

我想，要去除一些清醒的時間並不是一件困難的事情。如果一開始就處於「還不想睡」的狀態，那麼，要養成早睡的生活規律，最好的方法應該是，

「哦！十一點了嗎？應該要早一點睡覺。」

對自己這麼說，重新評估一下自己的生活形態。

提到睡眠的品質，具有增高效果的安靜、深沈的睡眠。如果會因為一點點的聲響就清醒或是經常作夢，就表示睡眠較淺。這表示大腦無法好好取得休養，成長激素無法正常的分泌。

睡眠較淺的原因包括不安、煩惱、精神興奮或緊張感等，因此，一定要去除這些因素才能夠得到安靜、深沈的睡眠。

那麼，該怎麼做呢？讀者知不知道什麼有效的方法呢？

那就是川畑式體操和冥想法。只要好好實行這兩者，就能夠從緊張感和興奮中解放出來，消除執著於心理的不安與煩惱，心靈達成安定的狀態，自然就能夠得到安眠。

在清醒時取得適度的休養，也能夠提升增高效果。

十歲層是個體內充滿能量的年紀，但是令人意外的是，出現疲勞感的人並不少。無法好好取得休養，不知不覺中疲勞蓄積，就會形成慢性疲勞狀態。

慢性疲勞對於增高而言，當然是不良影響，所以，在允許的範圍內，要儘可能讓身體擁有休息的時間。

在學校或是辦公室裡，即使是休息時間，恐怕也很難躺著休息。

因此，午休時要盡量讓腳休息。吃完午餐之後，可以把腳擺在椅子或沙發上。一整天支撐身體重量的腳，當然希望得到這種休養。

只要花點時間，讓腳產生解放感，對於增高而言具有很好的作用。

為什麼要作對身體很好的運動呢？

運動能夠流汗，將運動當成生活的一部分的人應該很多吧！活動身體的確對發育有效，但是先前也曾談及過，運動有時會對增高產生反效果。在此我們就來探討一下運動與增高的關係。

對增高有效的運動，就是使用整個身體的全身運動，代表性的就是游泳。不會只使用身體的一部分，而是使用整個身體的游泳，能夠擁有發育均衡的肌肉和骨骼。

而且，在有浮力的水中能夠減輕對腳關節的負擔，這點也非常棒。自宅附近的公立游泳池，一週可以去游泳幾次。將這種游泳時間表納入生活中也不錯。

除了游泳之外，慢跑、打排球、網球、中距離跑、機械體操等，都是不錯的運動。

而不要做的運動就是，使用啞鈴或槓鈴的舉重訓練。

對於儲備肌力而言，是非常有效的舉重訓練，但是對於增高而言，卻會造成很大的不良影響。

因為造成極大負荷的膝和手肘的彎曲，會使成長線受損。

要創造肌力，等到增高之後再創造也不遲，先朝增高的目標邁進吧！

此外，中學生最喜歡的足球又如何呢？

在球場上奔馳踢球的足球員，主要都是使用下半身的力量。

下半身的發育、發達對於增高而言，不會造成不良影響。

但是，過度的進行並不好。因為腳產生疲勞感就會阻礙成長，而且會使膝和腳脖子的關節受損，所以，只要快樂的玩這種遊戲就夠了。

總之，不可以長時間進行運動，不可以對肌肉、骨骼、關節造成太大的負擔。如果疲勞殘留，就要好好的按摩腳。

一六二頁的「提升增高效果運動」和「妨礙增高效果運動」的一覽表，請各位活用，並當作參考。

選擇能夠有效增進身高的運動

<table>
<tr><td rowspan="2">提升增高效果的運動</td><td>輕快、有節奏的運動</td><td>●步行
●跳繩
●慢跑
●游泳
●跳舞
●徒手體操
●騎自行車
等</td></tr>
<tr><td>使用全身的運動</td><td>●排球
●社交舞
●網球
●足球
●棒球
●滑雪
●籃球
●有氧舞蹈
●桌球
●手球
●溜冰
等</td></tr>
</table>

<table>
<tr><td rowspan="2">阻礙增高效果的運動</td><td>發憤圖強的運動</td><td>●舉重
●相撲
●摔角
●柔道
●划船
等</td></tr>
<tr><td>會對身體
造成勉強的運動</td><td>●機械體操
●長時間游泳
●長時間遠足
●長時間跑步
●長時間登山
●青蛙跳
等</td></tr>
</table>

「水」3・3・3的效果

此外，在日常生活中要注意的就是「喝水」。

關於水，在嗜好品、點心的項目中也談及過，喝水有一些效果，但事實上，水的效果遠超乎讀者的想像。

不過，並不是隨便喝水，為了增高與創造健康的身體，一定要有「正確的喝水法」。

川畑式的喝水法如下：

首先，要喝的水當然就是生水。煮沸過的水或是最近經常使用的離子水等加工製品最好不要喝。當然，礦泉水類也不錯。

飲用量原則上是「一日三杯」，當然因杯子的大小不同而不同，大致的標準是五百～七百毫升。

三杯水是起床時喝一杯，下午三點喝一杯，就寢前三十分鐘～一小時喝一杯。

按照這些基本的項目，我提出「三杯、三次、三分鐘」的喝水法。三杯、三次前面已經敘述過了，三分鐘則是喝一杯水的時間。

「只不過喝一杯水而已，需要三分鐘嗎？」

也許有些人會這麼想，但是要好好的品嘗，就不會覺得時間很長。

「夏天天氣熱時，一杯根本不夠，一次都喝二、三杯。」

這種心情我能夠瞭解，但是，一飲而盡會喝太多杯。

花三分鐘的時間喝一杯水，就足以去除口渴的現象。

如果飲用大量冰水，會使消化器官冷卻，喝進去的水又會成為汗水冒出來。因此，只要喝二杯就夠了。

「睡前喝水對健康並不好。」

的確，以前認為在就寢前喝水並不好，但是，現在已經不認為這是定論了。實際上，就寢前喝適量的水能夠緩和頭部血管的瘀血狀態，並使腹部狀態穩定。

要得到安眠，喝水非常有效。

以往為了止渴，會喝很多的碳酸飲料或是果汁類。但是今後請盡量喝水。我相信它一定具有健康及增高效果……。

第五章

〈持續〉就是力量！川畑理論的三大優點腳長長、修長、得到健康

五十萬人證明「持續就是力量」

你覺得如何？是否實際感受到增高的效果了呢？

實際感受將是持續的力量，而持續則成為實現目標的力量。拼命進行「川畑式增高法」課程的讀者，雖然具有個人差，但的確是慢慢走向達成目標之路。

剩下的只要持續這種納入課程的生活規律就夠了。相信實現增高願望的你即將出現，一定要振奮心情，重新展現慾望。

關於現在很多年輕人流行的「川畑式增高法」，實踐者們會問我一個問題。

「增高是可喜的現象，但是只有身體長長，而腿還是很短，感到非常困擾。希望腳能變長。」

這是年輕人共通的疑問及願望。

即使長高，但如果是身體長、腿短的體型，的確不好看。儘可能身體保持原狀，只有腿長長，這也是真實的心境。

在此介紹讀者感到高興的資料，也就是戰後日本人將身體和腿分開來調查身高的資料。

在戰爭結束後不久的一九四九年，十一歲男孩的腳長是五八・六公分，女孩也是同樣的數值。

但是到了一九八五年時，同年齡的男孩腳長為六六・五公分，女孩則成長為六七公分。其差距為男孩七・九公分，女孩八・四公分，的確是「腳長長了」。

關於身高與腳的比例，男孩從四四・八變成四六・四，身體長變成了腳長。

而身高與坐高的比例則從五五・一減少為五三・五。

也就是說，腳的成長率比身體更高。但並不是說只有腳成長而使身高變高，而是說腳長長的程度比身體長長的程度更多。

使腳長長的六項課程

具體而言，應該要做什麼呢？如何才能夠有效使腳長長呢？

關於這個主題，經過我長年持續研究，開發出了有效的課程。

當然，這必須與「川畑式增高法」的課程重複進行。在此為各位說明一下。

【腳長長課程1】

首先就是飲食。與第一章飲食項目所敘述的完全相同。以五大營養食品為主，攝取營養均衡的飲食。最大的重點就是，為了要讓營養食品好好的被消化、吸收，一定要充分的咀嚼。

【腳長長課程2】

運動對於腳長長而言，是不可或缺的要件。即使是飲食正確，但是不活動身體，則使腳長長的骨骼的鈣質遭到破壞，會被血液吸收。結果，骨骼脆弱。即使腳長長，但是身高卻不可能長高。為了能夠使飲食的效果能夠充分發揮，運動非常重要。

最輕鬆的運動就是走路，儘可能每天走一小時。重新評估生活，製造走路的機會，儘可能多走路。

當然，走路時要保持正確的姿勢，遵守正確的走路方式。

此外，有些人比較喜歡慢跑而不喜歡走路，那麼慢跑也不錯。慢跑三十分鐘的運動量可以和走路一小時的運動量相匹敵。

【腳長長課程3】

其次就是「伸背體操」的實行。尤其要使腳長長，最有效的就是「甩臂左右彎曲體操」（參考八十八頁）、「摩擦腿後踢體操」（參考九十頁）、「摩擦腿挺胸體操」（參考九十二頁）、「空中踩踏體操」（參考九十四頁）、「無繩跳繩體操」（參考九十六頁）這五項，對於使腳修長的效果非常大。

除了基本體操之外，還要實行這些項目。

【腳長長課程4】

體操中有些也加入了按摩腳的動作。藉著按摩的刺激能夠促進血液循環和組織的活性化，幫助腳的發育。

為了提高腳長長的效果，可以將這個摩擦動作獨立出來。（參照一七〇頁）準備一條毛巾摺成四摺，單腳進行摩擦。往上、往下摩擦時，要發出聲音叫「嘿、嘿」，同時用力。

摩擦的順序從距離心臟較遠的部分開始，也就是說，「大腿～膝」、「膝～腳脖子」、「腳脖子～腳趾」、「腳跟～腳趾」的順序。重點就是從大腿到膝要增減

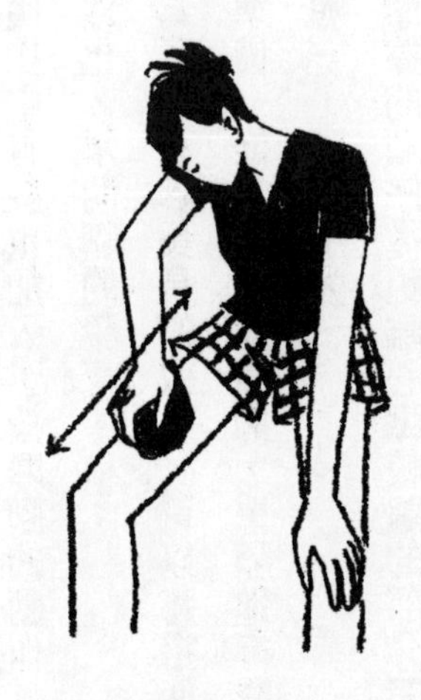

①大腿～膝

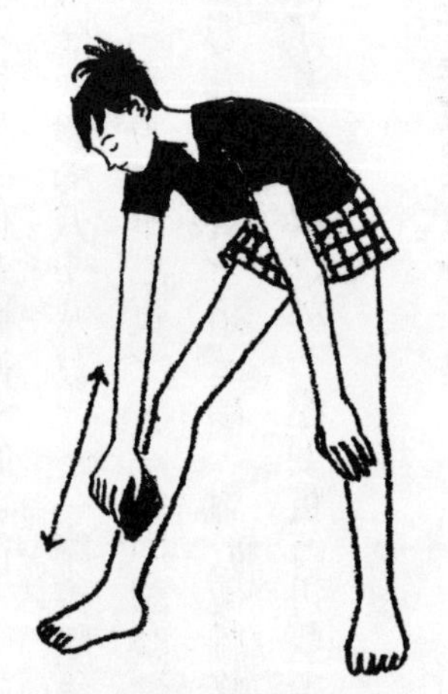

②膝～腳脖子

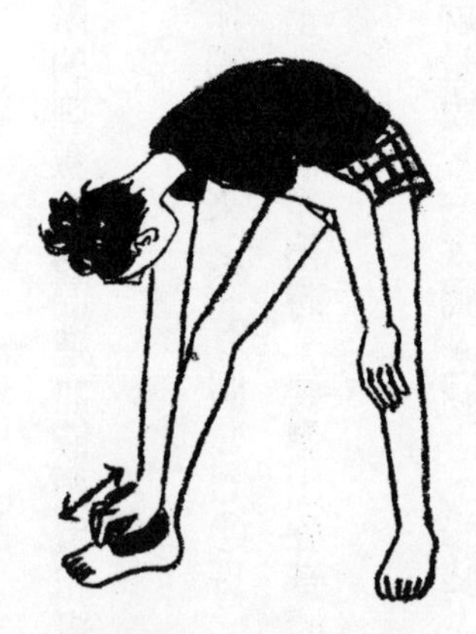

③腳脖子～腳趾

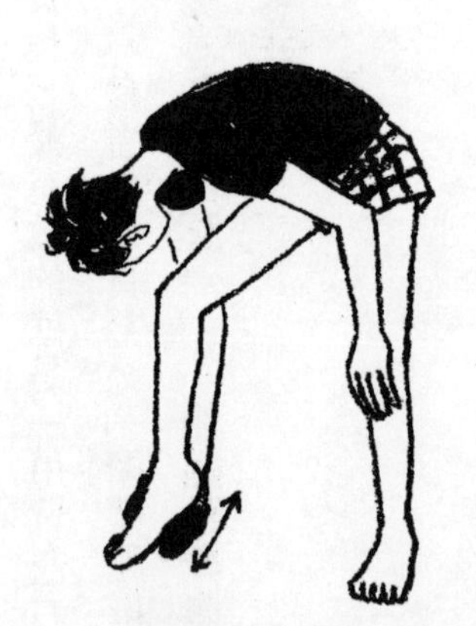

④腳跟～腳趾

力量，而膝以下的部分要用力摩擦，膝關節也要輕輕的摩擦。

此外，摩擦主要是針對腳的全面，側面和後面也要進行摩擦。

首先，以站立屈膝的姿勢從大腿摩擦到膝，然後坐下來從膝往下摩擦。時間總共花二～三分鐘，就能夠具有很好的效果。

【腳長長課程5】

要使腳長長，強化腰部也很重要。腰部聚集很多神經，這些神經能夠將營養送達腳的組織，對於腳的活動具有重要作用。也就是說，刺激腰使神經活動旺盛，營養送達腳的組織，就能夠使機能旺盛。

因此，開發出來的「搥腰體操」方法如下（一七二頁圖）。

①兩腳打開與肩同寬，自然站立，腳尖張開三十度。

②輕輕握拳，用指側敲打腰部。右手拳敲打右腰，左手拳敲打左腰，強度調整為感覺舒服刺激即可。

③敲打右腰時，腰朝右側凸出，敲打左腰時，腰朝左側凸出。一分鐘敲打一〇〇～一二〇下，進行二分鐘。

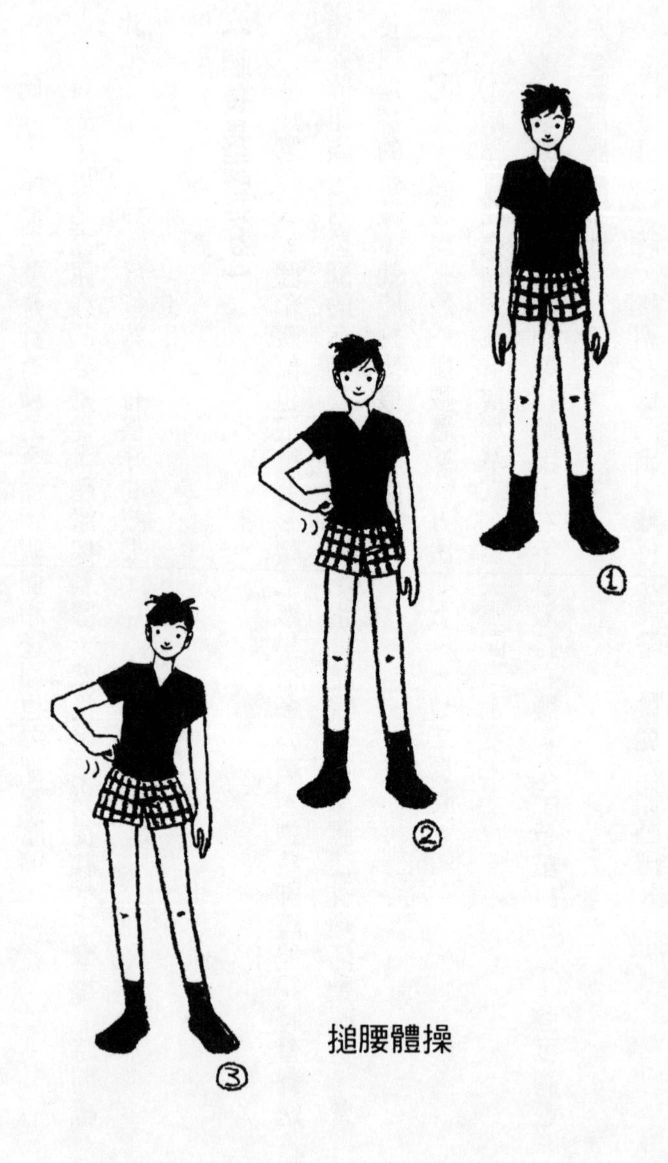

搥腰體操

【腳長長課程6】

課程的最後與生活習慣有關。日常生活的一舉手、一投足都要與腳的伸展有關，這就是這個課程的重點。並不是要做什麼特別的事情，只要花點工夫，任何人都能夠辦到。

①不要長時間拿重物

上學拿的書包或是上班拿的公事包，要注意「不可過重」，只帶必要不可或缺的東西，不要把背包塞得滿滿的。

坐車時可以將背包放在架子上，儘可能縮短拿背包的時間。

②減少坐的機會

正坐或盤腿坐、側坐等要屈膝，會使腳的血液循環不良的坐姿，要盡可能避免。可以利用坐在椅子或地上時，將腳伸直。

③不要過度運動

不論走路、慢跑或運動，如果疲勞一直殘留下來，會造成反效果。要注意自己的體力，不可以運動過度。

④不要長時間保持相同的姿勢

一直站著時，有時也要坐下來。相反的，如果長時間坐著時，要視情況站起來走走。

⑤趁著站立工作、坐著工作的空檔讓腳休息

在速食店打工，站著的時間較長，對於腳所造成的負擔極大，這對於腳長長會造成不良影響。

休息時間要把腳抬高休息，可以消除疲勞，同時促進停滯於下半身的血液循環，若感覺倦怠，就要按摩。

而長時間坐著工作時，也要進行同樣的處理。

⑥每天泡澡

日本人是世界上「最喜歡泡澡的民族」，因此，每天都會泡澡。泡澡時要仔細清洗腳，並經常保持清潔。

如果不能泡澡，可以用濕毛巾擦拭腳，去除一天的骯髒。皮膚的污垢會阻礙新陳代謝。

⑦穿合腳的鞋子

太緊的鞋子會阻礙腳的血液循環及發育。選擇休閒鞋等素材較柔軟、具有彈性

的鞋子，不要長時間穿會勒緊腳的靴子。

⑧有時讓腳曬曬太陽

紫外線會對體內的維他命D物質發揮作用，使其變為活性維他命D。維他命D能夠幫助骨骼的發育、成長，有時要讓腳曬曬太陽，暴露在紫外線中。

雖然現在一直在說紫外線所帶來的害處，但是，只要不過度暴露在紫外線中就沒有問題了。好天氣時，可以赤腳走在公園的草地或是海灘上，吸收一些需要的紫外線。

在溫暖的日子，可以在自宅赤腳走路，如此，就能夠自然吸收紫外線。

⑨寒冷時要注意腳的保溫

寒冷會使血液循環不良。冬天時要在衣物上下點工夫，避免腳寒冷。可以使用暖水袋、懷爐等溫暖腳，促進腳的血液循環。

⑩就寢前的溫冷浴有效

能夠提高腳的血液循環和新陳代謝的，就是溫冷浴。二十～二十五度C的水和四十三～四十四度C的熱水交互澆淋腳，時間各自為二～三分鐘。如果是淋浴，對於皮膚刺激而言，可能會有更高的效果。

懶。

⑪進行冥想法

對於讀者而言，這應該已經成為生活的一種規律了，一定要持續實行，不要偷懶。

⑫過著規律正確的生活

起床時間或是就寢時間每天都不一樣的不規律生活，可能會使你來不及吃早餐，或是沒有時間進行增高體操或冥想法等。

不論飲食、體操或冥想，增高的課程要每天持續下去才能夠發揮力量。

「昨天玩得很晚才睡覺，沒有辦法做體操，今天可不可以做二倍呢？」

絕對不可以這麼想。要牢記每天都是一較勝負的日子，絕對不要有任何一天疏忽。如果過著吊兒啷噹的生活，就無法實現增高的願望。

矯正O型腿、X型腿的方法

「使腳長長的方法是很好，而且有很多，但是似乎對我都沒用。」

也許你會這麼想。但是，使腳長長的方法還有很多。事實上，只要矯正不好的腿型，就能夠使腳和身高都長長。

在表現優美的體調時，我們經常會說「修長的腿」，但是有很多人的腿都不是筆直修長的。

相信你應該聽過O型腿、X型腿，腳呈O字形或是X字形時，腳看起來會比較短，而且身材也比較矮。

日本人大多都是O型腿。也就是說，當筆直站立，腳跟靠攏時，兩膝無法貼合而是分開的，形成O字的形狀。

主要是因為成長期勉強運動，或是姿勢不良、營養不均衡等。不過，疾病也是原因之一。如佝僂病、骨軟化症、內分泌異常等，也會引起O型腿。

此時就必須要先治療原因疾病。如果疾病沒有原因，而且不是重度的O型腿，那麼，只要在日常生活中注意一下，就能夠改善。

必須要注意的，首先就是要維持正確的走路方式，同時不可以長時間坐著或站著。

增高體操當中的「摩擦腿挺胸體操」（參考九十二頁）有效。

一天實行二次，還要加上腳的摩擦。

使用毛巾用力摩擦腳的外側，早晚二次，時間大致為三分鐘。

此外，也可以利用矯正用的袋子或是矯正鞋等，但是一定要在專門醫師（整形外科醫師）的建議下使用，絕不可以依照外行人的判斷來使用。

X型腿與O型腿相反，是兩膝貼合站立時，兩腳腳跟無法貼合，形成X的形狀。此時，要有正確的走路方式，而且不要長時間坐著。摩擦的方式與O型腿相反。以腳的內側和膝為主，用力摩擦。

此外，也可以加上將腳脖子朝向內側壓迫摩擦的矯正運動。

矯正器具的使用，一定要依照專門醫師的指示來進行。

此外，造成腿短、個子矮的原因就是扁平足。也就是說沒有腳底心的部分，腳底是平坦的。要消除這個問題，可以嘗試以下的方法。

雙腳靠攏站立，扶著桌子或椅子，腳尖踮起來。

從這個姿勢開始，腳張開成O字形，而腳的外側（小趾側）從腳尖到腳跟的方向貼於地面。

這一連串的動作反覆做十次。此外，踏青竹或是腳底心抵住高爾夫球，不斷的轉動球，或是赤腳在沙上走路、慢跑等，都有效。

修長而又健康

你對於自己的腳長長是否有自信了呢？不要去想這個問題，只要展現行動即可。川畑式增高法的課程、腳長長的課程的實踐，能夠使腳長長、身高增高，同時也能夠使腳和腰修長化。

尤其對女性而言，細腰與修長的腿與增高應該是同樣重要的願望吧！

一連串的課程，能夠同時實現這二個願望。

擁有細腰和修長的腿的方法有很多，其中應該有一些有效的方法。

但是，能夠增高同時又能使腿修長，而且又擁有纖細的腰的方法，世界上除了「川畑式」之外，沒有其他方法。我敢斷言，這是擁有兩大優點的劃時代的課程。

不！川畑式還有另一項優點，就是身體得到健康。

現代的年輕人，大都過著離健康越來越遠的生活了。

不吃早餐，午餐在速食店吃漢堡或是炸薯條，晚餐則是到便利商店去買便當吃。口渴時喝咖啡或是可樂等，也喝酒、抽煙。

而且幾乎不運動，躲在家裡打電動玩具、看電視或是看錄影帶。

這種新生活形態當然會損害健康。飲食、運動、睡眠對健康而言，是重要的三要素。可是現在卻完全沒有辦到。

「川畑式」的課程從根底推翻這種狀況。

營養均衡而又能增高的飲食，就是得到健康的飲食。增高體操的實踐，就能夠消除運動不足的問題。

藉著冥想消除壓力，就能夠預防因為壓力而引起的各種疾病，同時也能夠得到安眠。

如此就能夠創造出健康的身體了。

也就是說，「川畑式」課程不只能夠使腳長長、增高、使腰部和腳修長，而且又能夠創造健康的身體，可以說是具有三大優點的現代年輕人的「福音」。

我再說一次，你只要實行就夠了！

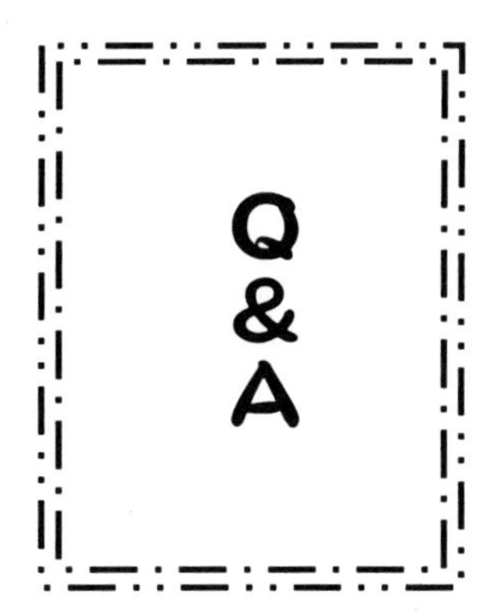
Q
&
A

不執著於俗說，要擁有信念

Q：聽說肌肉質的人不容易長高，這是真的嗎？我是屬於肌肉質的人，可以增高幾公分呢？

（十四歲・男性）

A：不會因為是肌肉質而無法長高。

脂肪質、脂肪肥胖會造成困擾，但是，比起肌肉或骨骼脆弱型而言，肌肉質型的人更有增高的可能性。

增高所需要的是營養均衡的飲食、增高體操，以及以開朗的心情過生活。只要實踐這些，就能夠增高到最大限度。

到底會增高幾公分，不能一概而論。不過，進行川畑式增高法的人，十四歲平均增高八・七公分。大約有百分之八十五的人超過平均值。增高有早熟型與晚熟型，應該還可以再長高。

Q：我每天都騎自行車上學，到學校所需的時間約三十分鐘。騎自行車會對增高造成不良影響嗎？還可不可以繼續騎自行車上學呢？

（十七歲・男性）

A：騎一、二個小時的自行車的確是不好，但是若只有三十分鐘，是適度的運動，對於增高會有好的影響，完全不用擔心。

Q：我每天早上慢跑二十分鐘，游泳九十分鐘，是不是太多了呢？持續下去不會有問題嗎？此外，慢跑之後有時還會做五十公尺的衝刺賽跑，這也沒問題嗎？

（二十歲・男性）

A：因體質的不同而不同，但是，這種程度的運動不會對肌肉或骨骼造成太多的負擔。

慢跑之後的衝刺也沒有問題，但是感覺疲勞時，就要減少運動量。

Q：雖說點心或是宵夜會破壞營養的均衡，最好少吃，但是牛乳或乳酪、小魚、水果也不行嗎？

（十五歲・女性）

A：這些食品含有豐富的蛋白質、鈣質、維他命等，應該積極的攝取。但是，如果當成零食而吃太多，就無法充分攝取正常的飲食，令人擔心。增高的營養基本還是來自於正常的飲食，所以要注意不要妨礙到正餐。

Q：想要提升增高效果，在牛乳中混入高蛋白來喝，應該沒有問題吧？

（十九歲・男性）

A：在牛乳中混入高蛋白來喝，當然沒問題。但是，營養最好從食品中攝取較為理想，不要依賴健康食品。

很多人為了骨骼成長而使用鈣劑，不過，健康食品的品質和成分各有不同，並不是說鈣劑就一定很好。

有易溶於水的鈣離子合成的鈣劑，對於腸的吸收當然有效。對於使用以天然物為主體的綜合礦物質（鈣劑）比較好。

Q：我們家比較守舊，睡覺時一定要鋪被子，用餐時一定要正坐才行，看電視或讀書時也沒有椅子，要坐在榻榻米上進行。這種生活能夠增高嗎？此外，如果早餐是吃西式食品，也只有吐司麵包和咖啡，如果是吃和食，也只有飯配味噌湯而已，這一點也令人擔心。

（十六歲・女性）

A：用餐時正坐是無可厚非之事，但除此之外，要盡量避免，要盡量伸直腳來坐。長時間正坐，體重會對腳造成極大的負擔，會阻礙成長。

飲食方面，營養似乎略嫌不足。最好用牛乳代替咖啡。但是，要充分得到增高效果，還是要有充實的飲食。要告訴母親妳想增高的想法，請她好好為妳考慮菜單。只要把妳的熱情告訴她，相信她一定會願意幫助妳。

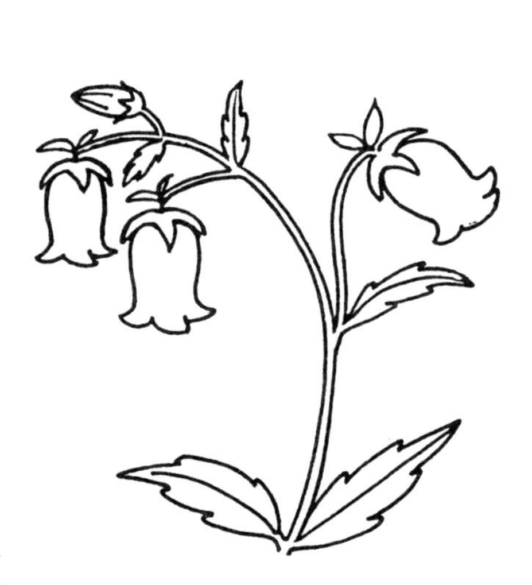

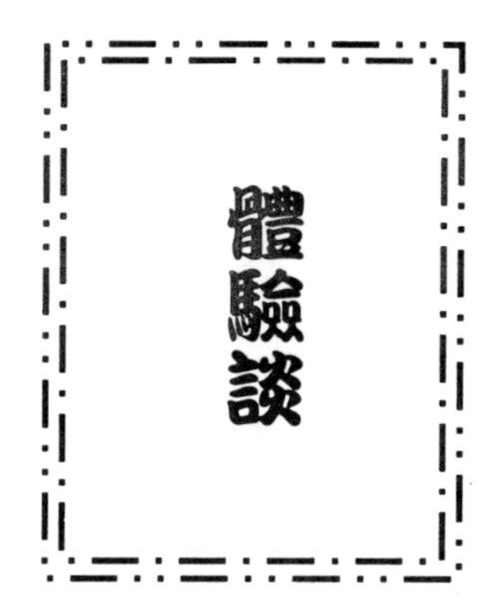
體驗談

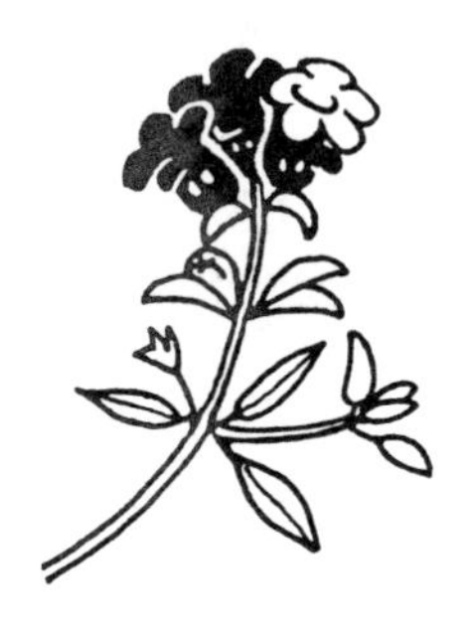

十九歲開始實際感受到效果！

進行川畑式增高法已經一年多了。剛開始進行時是十九歲，也就是一般人認為不可能增高的年紀。當時我也是半信半疑，但是，竟然從一五七·三公分變成一五九·五公分，增高了二公分。高中時就一直沒有長高了，到了這個年紀竟然還能夠長高，真的是感到很驚訝。

開始實踐增高法時，坐在車上都會覺得「啊！這個人比我還高」，感到很在意。經常測量身高「怎麼一直都沒有長高啊？大概不行吧！」非常的自卑。我想這樣應該會阻礙身高的成長吧！

後來瞭解到川畑式增高法，非常注重精神對於身高造成的影響。因此，我想「這不是我一生的身高，而是一個過程而已」，我會羨慕別人長得比我高，這也是無可奈何之事。

但是，我現在已經知道，別人和自已是不同的。

「不必太在意他人，要一步一步往前走，要很有耐心的持續下去。」

這麼想之後，真的就能夠增高了。我現在二十一歲，不過聽說女性在二十三歲之前都還有增高的可能性，我還要繼續努力進行川畑式增高法，希望能夠再長高一點。

（二十一歲・女性）

一年長不到一毫米，但是實行川畑式六個月，卻長高了三公分

我高中時參加籃球社，雖然打籃球需要一些技巧，但是身高也是重點。

我念高中時，身高一六五公分，比較矮，而當時似乎已經停止長高了。事實上，一年還長不到一毫米。

「看來不可能再長高了。」

就在我想要放棄時，知道了川畑式增高法。於是趕緊進行，每天早晚都做體操。結果，六個月之後長高了三公分。真是令我難以置信，不禁大叫「太棒了！」當然，現在也確信自己還能夠繼續長高，因此繼續做體操。

（十六歲・男性）

大展出版社有限公司
品冠文化出版社

圖書目錄

地址：台北市北投區（石牌）致遠一路二段 12 巷 1 號
電話：(02) 28236031 28236033 28233123
郵撥：01669551＜大展＞ 19346241＜品冠＞
傳真：(02) 28272069

・熱門新知・品冠編號 67

1. 圖解基因與 DNA （精） 中原英臣主編 230 元
2. 圖解人體的神奇 （精） 米山公啟主編 230 元
3. 圖解腦與心的構造 （精） 永田和哉主編 230 元
4. 圖解科學的神奇 （精） 鳥海光弘主編 230 元
5. 圖解數學的神奇 （精） 柳谷晃著 250 元
6. 圖解基因操作 （精） 海老原充主編 230 元
7. 圖解後基因組 （精） 才園哲人著 230 元
8. 圖解再生醫療的構造與未來 才園哲人著 230 元
9. 圖解保護身體的免疫構造 才園哲人著 230 元

・圍棋輕鬆學・品冠編號 68

1. 圍棋六日通 李曉佳編著 160 元

・生活廣場・品冠編號 61

2. 366 天誕生星 李芳黛譯 280 元
3. 366 天誕生花與誕生石 李芳黛譯 280 元
4. 科學命相 淺野八郎著 220 元
5. 已知的他界科學 陳蒼杰譯 220 元
6. 開拓未來的他界科學 陳蒼杰譯 220 元
7. 世紀末變態心理犯罪檔案 沈永嘉譯 240 元
8. 366 天開運年鑑 林廷宇編著 230 元
9. 色彩學與你 野村順一著 230 元
10. 科學手相 淺野八郎著 230 元
11. 你也能成為戀愛高手 柯富陽編著 220 元
12. 血型與十二星座 許淑瑛編著 230 元
13. 動物測驗—人性現形 淺野八郎著 200 元
14. 愛情、幸福完全自測 淺野八郎著 200 元
15. 輕鬆攻佔女性 趙奕世編著 230 元
16. 解讀命運密碼 郭宗德著 200 元
16. 由客家了解亞洲 高木桂藏著 220 元

・女醫師系列・品冠編號 62

1.	子宮內膜症	國府田清子著	200 元
2.	子宮肌瘤	黑島淳子著	200 元
3.	上班女性的壓力症候群	池下育子著	200 元
4.	漏尿、尿失禁	中田真木著	200 元
5.	高齡生產	大鷹美子著	200 元
6.	子宮癌	上坊敏子著	200 元
7.	避孕	早乙女智子著	200 元
8.	不孕症	中村春根著	200 元
9.	生理痛與生理不順	堀口雅子著	200 元
10.	更年期	野末悅子著	200 元

・傳統民俗療法・品冠編號 63

1.	神奇刀療法	潘文雄著	200 元
2.	神奇拍打療法	安在峰著	200 元
3.	神奇拔罐療法	安在峰著	200 元
4.	神奇艾灸療法	安在峰著	200 元
5.	神奇貼敷療法	安在峰著	200 元
6.	神奇薰洗療法	安在峰著	200 元
7.	神奇耳穴療法	安在峰著	200 元
8.	神奇指針療法	安在峰著	200 元
9.	神奇藥酒療法	安在峰著	200 元
10.	神奇藥茶療法	安在峰著	200 元
11.	神奇推拿療法	張貴荷著	200 元
12.	神奇止痛療法	漆 浩 著	200 元
13.	神奇天然藥食物療法	李琳編著	200 元
14.	神奇新穴療法	吳德華編著	200 元

・常見病藥膳調養叢書・品冠編號 631

1.	脂肪肝四季飲食	蕭守貴著	200 元
2.	高血壓四季飲食	秦玖剛著	200 元
3.	慢性腎炎四季飲食	魏從強著	200 元
4.	高脂血症四季飲食	薛輝著	200 元
5.	慢性胃炎四季飲食	馬秉祥著	200 元
6.	糖尿病四季飲食	王耀獻著	200 元
7.	癌症四季飲食	李忠著	200 元
8.	痛風四季飲食	魯焰主編	200 元
9.	肝炎四季飲食	王虹等著	200 元
10.	肥胖症四季飲食	李偉等著	200 元
11.	膽囊炎、膽石症四季飲食	謝春娥著	200 元

・彩色圖解保健・品冠編號 64

1. 瘦身	主婦之友社	300 元
2. 腰痛	主婦之友社	300 元
3. 肩膀痠痛	主婦之友社	300 元
4. 腰、膝、腳的疼痛	主婦之友社	300 元
5. 壓力、精神疲勞	主婦之友社	300 元
6. 眼睛疲勞、視力減退	主婦之友社	300 元

・休閒保健叢書・品冠編號 641

1. 瘦身保健按摩術	聞慶漢主編	200 元

・心 想 事 成・品冠編號 65

1. 魔法愛情點心	結城莫拉著	120 元
2. 可愛手工飾品	結城莫拉著	120 元
3. 可愛打扮 & 髮型	結城莫拉著	120 元
4. 撲克牌算命	結城莫拉著	120 元

・少 年 偵 探・品冠編號 66

1. 怪盜二十面相	（精）	江戶川亂步著	特價 189 元
2. 少年偵探團	（精）	江戶川亂步著	特價 189 元
3. 妖怪博士	（精）	江戶川亂步著	特價 189 元
4. 大金塊	（精）	江戶川亂步著	特價 230 元
5. 青銅魔人	（精）	江戶川亂步著	特價 230 元
6. 地底魔術王	（精）	江戶川亂步著	特價 230 元
7. 透明怪人	（精）	江戶川亂步著	特價 230 元
8. 怪人四十面相	（精）	江戶川亂步著	特價 230 元
9. 宇宙怪人	（精）	江戶川亂步著	特價 230 元
10. 恐怖的鐵塔王國	（精）	江戶川亂步著	特價 230 元
11. 灰色巨人	（精）	江戶川亂步著	特價 230 元
12. 海底魔術師	（精）	江戶川亂步著	特價 230 元
13. 黃金豹	（精）	江戶川亂步著	特價 230 元
14. 魔法博士	（精）	江戶川亂步著	特價 230 元
15. 馬戲怪人	（精）	江戶川亂步著	特價 230 元
16. 魔人銅鑼	（精）	江戶川亂步著	特價 230 元
17. 魔法人偶	（精）	江戶川亂步著	特價 230 元
18. 奇面城的秘密	（精）	江戶川亂步著	特價 230 元
19. 夜光人	（精）	江戶川亂步著	特價 230 元
20. 塔上的魔術師	（精）	江戶川亂步著	特價 230 元
21. 鐵人Q	（精）	江戶川亂步著	特價 230 元
22. 假面恐怖王	（精）	江戶川亂步著	特價 230 元

23. 電人M （精） 江戶川亂步著 特價 230 元
24. 二十面相的詛咒 （精） 江戶川亂步著 特價 230 元
25. 飛天二十面相 （精） 江戶川亂步著 特價 230 元
26. 黃金怪獸 （精） 江戶川亂步著 特價 230 元

・武 術 特 輯・大展編號 10

1. 陳式太極拳入門 馮志強編著 180 元
2. 武式太極拳 郝少如編著 200 元
3. 中國跆拳道實戰 100 例 岳維傳著 220 元
4. 教門長拳 蕭京凌編著 150 元
5. 跆拳道 蕭京凌編譯 180 元
6. 正傳合氣道 程曉鈴譯 200 元
7. 實用雙節棍 吳志勇編著 200 元
8. 格鬥空手道 鄭旭旭編著 200 元
9. 實用跆拳道 陳國榮編著 200 元
10. 武術初學指南 李文英、解守德編著 250 元
11. 泰國拳 陳國榮著 180 元
12. 中國式摔跤 黃 斌編著 180 元
13. 太極劍入門 李德印編著 180 元
14. 太極拳運動 運動司編 250 元
15. 太極拳譜 清・王宗岳等著 280 元
16. 散手初學 冷 峰編著 200 元
17. 南拳 朱瑞琪編著 180 元
18. 吳式太極劍 王培生著 200 元
19. 太極拳健身與技擊 王培生著 250 元
20. 秘傳武當八卦掌 狄兆龍著 250 元
21. 太極拳論譚 沈 壽著 250 元
22. 陳式太極拳技擊法 馬 虹著 250 元
23. 二十四式／三十二式太極拳／劍 闞桂香著 180 元
24. 楊式秘傳 129 式太極長拳 張楚全著 280 元
25. 楊式太極拳架詳解 林炳堯著 280 元
26. 華佗五禽劍 劉時榮著 180 元
27. 太極拳基礎講座：基本功與簡化 24 式 李德印著 250 元
28. 武式太極拳精華 薛乃印著 200 元
29. 陳式太極拳拳理闡微 馬 虹著 350 元
30. 陳式太極拳體用全書 馬 虹著 400 元
31. 張三豐太極拳 陳占奎著 200 元
32. 中國太極推手 張 山主編 300 元
33. 48 式太極拳入門 門惠豐編著 220 元
34. 太極拳奇人奇功 嚴翰秀編著 250 元
35. 心意門秘籍 李新民編著 220 元
36. 三才門乾坤戊己功 王培生編著 220 元
37. 武式太極劍精華＋VCD 薛乃印編著 350 元

・彩色圖解太極武術・大展編號 102

	書名	作者	定價
1.	太極功夫扇	李德印編著	220 元
2.	武當太極劍	李德印編著	220 元
3.	楊式太極劍	李德印編著	220 元
4.	楊式太極刀	王志遠著	220 元
5.	二十四式太極拳(楊式)＋VCD	李德印編著	350 元
6.	三十二式太極劍(楊式)＋VCD	李德印編著	350 元
7.	四十二式太極劍＋VCD	李德印編著	350 元
8.	四十二式太極拳＋VCD	李德印編著	350 元
9.	16 式太極拳 18 式太極劍＋VCD	崔仲三著	350 元
10.	楊氏 28 式太極拳＋VCD	趙幼斌著	350 元
11.	楊式太極拳 40 式＋VCD	宗維潔編著	350 元
12.	陳式太極拳 56 式＋VCD	黃康輝等著	350 元
13.	吳式太極拳 45 式＋VCD	宗維潔編著	350 元
14.	精簡陳式太極拳 8 式、16 式	黃康輝編著	220 元
15.	精簡吳式太極拳<36 式拳架・推手>	柳恩久主編	220 元
16.	夕陽美功夫扇	李德印著	220 元
17.	綜合 48 式太極拳＋VCD	竺玉明編著	350 元
18.	32 式太極拳（四段）	宗維潔演示	220 元
19.	楊氏 37 式太極拳＋VCD	趙幼斌著	350 元
20.	楊氏 51 式太極劍＋VCD	趙幼斌著	350 元

・國際武術競賽套路・大展編號 103

	書名	作者	定價
1.	長拳	李巧玲執筆	220 元
2.	劍術	程慧琨執筆	220 元
3.	刀術	劉同為執筆	220 元
4.	槍術	張躍寧執筆	220 元
5.	棍術	殷玉柱執筆	220 元

・簡化太極拳・大展編號 104

	書名	作者	定價
1.	陳式太極拳十三式	陳正雷編著	200 元
2.	楊式太極拳十三式	楊振鐸編著	200 元
3.	吳式太極拳十三式	李秉慈編著	200 元
4.	武式太極拳十三式	喬松茂編著	200 元
5.	孫式太極拳十三式	孫劍雲編著	200 元
6.	趙堡太極拳十三式	王海洲編著	200 元

・導引養生功・大展編號 105

	書名	作者	定價
1.	疏筋壯骨功＋VCD	張廣德著	350 元

2. 導引保建功＋VCD 張廣德著 350 元
3. 頤身九段錦＋VCD 張廣德著 350 元
4. 九九還童功＋VCD 張廣德著 350 元
5. 舒心平血功＋VCD 張廣德著 350 元
6. 益氣養肺功＋VCD 張廣德著 350 元
7. 養生太極扇＋VCD 張廣德著 350 元
8. 養生太極棒＋VCD 張廣德著 350 元
9. 導引養生形體詩韻＋VCD 張廣德著 350 元
10. 四十九式經絡動功＋VCD 張廣德著 350 元

・中國當代太極拳名家名著・大展編號 106

1. 李德印太極拳規範教程 李德印著 550 元
2. 王培生吳式太極拳詮真 王培生著 500 元
3. 喬松茂武式太極拳詮真 喬松茂著 450 元
4. 孫劍雲孫式太極拳詮真 孫劍雲著 350 元
5. 王海洲趙堡太極拳詮真 王海洲著 500 元
6. 鄭琛太極拳道詮真 鄭琛著 450 元
7. 沈壽太極拳文集 沈壽著 630 元

・古代健身功法・大展編號 107

1. 練功十八法 蕭凌編著 200 元
2. 十段錦運動 劉時榮編著 180 元
3. 二十八式長壽健身操 劉時榮著 180 元
4. 三十二式太極雙扇 劉時榮著 160 元

・太極跤・大展編號 108

1. 太極防身術 郭慎著 300 元
2. 擒拿術 郭慎著 280 元

・名師出高徒・大展編號 111

1. 武術基本功與基本動作 劉玉萍編著 200 元
2. 長拳入門與精進 吳彬等著 220 元
3. 劍術刀術入門與精進 楊柏龍等著 220 元
4. 棍術、槍術入門與精進 邱丕相編著 220 元
5. 南拳入門與精進 朱瑞琪編著 220 元
6. 散手入門與精進 張山等著 220 元
7. 太極拳入門與精進 李德印編著 280 元
8. 太極推手入門與精進 田金龍編著 220 元

・實用武術技擊・大展編號 112

1.	實用自衛拳法	溫佐惠著	250 元
2.	搏擊術精選	陳清山等著	220 元
3.	秘傳防身絕技	程崑彬著	230 元
4.	振藩截拳道入門	陳琦平著	220 元
5.	實用擒拿法	韓建中著	220 元
6.	擒拿反擒拿 88 法	韓建中著	250 元
7.	武當秘門技擊術入門篇	高翔著	250 元
8.	武當秘門技擊術絕技篇	高翔著	250 元
9.	太極拳實用技擊法	武世俊著	220 元
10.	奪凶器基本技法	韓建中著	220 元
11.	峨眉拳實用技擊法	吳信良著	300 元

・中國武術規定套路・大展編號 113

1.	螳螂拳	中國武術系列	300 元
2.	劈掛拳	規定套路編寫組	300 元
3.	八極拳	國家體育總局	250 元
4.	木蘭拳	國家體育總局	230 元

・中華傳統武術・大展編號 114

1.	中華古今兵械圖考	裴錫榮主編	280 元
2.	武當劍	陳湘陵編著	200 元
3.	梁派八卦掌（老八掌）	李子鳴遺著	220 元
4.	少林 72 藝與武當 36 功	裴錫榮主編	230 元
5.	三十六把擒拿	佐藤金兵衛主編	200 元
6.	武當太極拳與盤手 20 法	裴錫榮主編	220 元
7.	錦八手拳學	楊永著	280 元
8.	自然門功夫精義	陳懷信編著	500 元

・少 林 功 夫・大展編號 115

1.	少林打擂秘訣	德虔、素法編著	300 元
2.	少林三大名拳 炮拳、大洪拳、六合拳	門惠豐等著	200 元
3.	少林三絕 氣功、點穴、擒拿	德虔編著	300 元
4.	少林怪兵器秘傳	素法等著	250 元
5.	少林護身暗器秘傳	素法等著	220 元
6.	少林金剛硬氣功	楊維編著	250 元
7.	少林棍法大全	德虔、素法編著	250 元
8.	少林看家拳	德虔、素法編著	250 元
9.	少林正宗七十二藝	德虔、素法編著	280 元

10. 少林瘋魔棍闡宗	馬德著	250 元
11. 少林正宗太祖拳法	高翔著	280 元
12. 少林拳技擊入門	劉世君編著	220 元
13. 少林十路鎮山拳	吳景川主編	300 元
14. 少林氣功祕集	釋德虔編著	220 元
15. 少林十大武藝	吳景川主編	450 元
16. 少林飛龍拳	劉世君著	200 元

・迷蹤拳系列・大展編號 116

1. 迷蹤拳（一）+VCD	李玉川編著	350 元
2. 迷蹤拳（二）+VCD	李玉川編著	350 元
3. 迷蹤拳（三）	李玉川編著	250 元
4. 迷蹤拳（四）+VCD	李玉川編著	580 元
5. 迷蹤拳（五）	李玉川編著	250 元
6. 迷蹤拳（六）	李玉川編著	300 元
7. 迷蹤拳（七）	李玉川編著	300 元
8. 迷蹤拳（八）	李玉川編著	300 元

・截拳道入門・大展編號 117

1. 截拳道手擊技法	舒建臣編著	230 元
2. 截拳道腳踢技法	舒建臣編著	230 元
3. 截拳道擒跌技法	舒建臣編著	230 元

・原地太極拳系列・大展編號 11

1. 原地綜合太極拳 24 式	胡啟賢創編	220 元
2. 原地活步太極拳 42 式	胡啟賢創編	200 元
3. 原地簡化太極拳 24 式	胡啟賢創編	200 元
4. 原地太極拳 12 式	胡啟賢創編	200 元
5. 原地青少年太極拳 22 式	胡啟賢創編	220 元

・道 學 文 化・大展編號 12

1. 道在養生：道教長壽術	郝勤等著	250 元
2. 龍虎丹道：道教內丹術	郝勤著	300 元
3. 天上人間：道教神仙譜系	黃德海著	250 元
4. 步罡踏斗：道教祭禮儀典	張澤洪著	250 元
5. 道醫窺秘：道教醫學康復術	王慶餘等著	250 元
6. 勸善成仙：道教生命倫理	李剛著	250 元
7. 洞天福地：道教宮觀勝境	沙銘壽著	250 元
8. 青詞碧簫：道教文學藝術	楊光文等著	250 元
9. 沈博絕麗：道教格言精粹	朱耕發等著	250 元

·易 學 智 慧·大展編號 122

1.	易學與管理	余敦康主編	250 元
2.	易學與養生	劉長林等著	300 元
3.	易學與美學	劉綱紀等著	300 元
4.	易學與科技	董光壁著	280 元
5.	易學與建築	韓增祿著	280 元
6.	易學源流	鄭萬耕著	280 元
7.	易學的思維	傅雲龍等著	250 元
8.	周易與易圖	李申著	250 元
9.	中國佛教與周易	王仲堯著	350 元
10.	易學與儒學	任俊華著	350 元
11.	易學與道教符號揭秘	詹石窗著	350 元
12.	易傳通論	王博著	250 元
13.	談古論今說周易	龐鈺龍著	280 元
14.	易學與史學	吳懷祺著	230 元
15.	易學與天文學	盧央著	230 元
16.	易學與生態環境	楊文衡著	230 元
17.	易學與中國傳統醫學	蕭漢民著	280 元

·神 算 大 師·大展編號 123

1.	劉伯溫神算兵法	應涵編著	280 元
2.	姜太公神算兵法	應涵編著	280 元
3.	鬼谷子神算兵法	應涵編著	280 元
4.	諸葛亮神算兵法	應涵編著	280 元

·鑑 往 知 來·大展編號 124

1.	《三國志》給現代人的啟示	陳羲主編	220 元
2.	《史記》給現代人的啟示	陳羲主編	220 元
3.	《論語》給現代人的啟示	陳羲主編	220 元
4.	《孫子》給現代人的啟示	陳羲主編	220 元
5.	《唐詩選》給現代人的啟示	陳羲主編	220 元
6.	《菜根譚》給現代人的啟示	陳羲主編	220 元

·秘傳占卜系列·大展編號 14

1.	手相術	淺野八郎著	180 元
2.	人相術	淺野八郎著	180 元
3.	西洋占星術	淺野八郎著	180 元
4.	中國神奇占卜	淺野八郎著	150 元
5.	夢判斷	淺野八郎著	150 元
7.	法國式血型學	淺野八郎著	150 元

8. 靈感、符咒學　淺野八郎著　150元
9. 紙牌占卜術　淺野八郎著　150元
10. ESP 超能力占卜　淺野八郎著　150元
11. 猶太數的秘術　淺野八郎著　150元
13. 塔羅牌預言秘法　淺野八郎著　200元

・趣味心理講座・大展編號 15

1. 性格測驗（1）探索男與女　淺野八郎著　140元
2. 性格測驗（2）透視人心奧秘　淺野八郎著　140元
3. 性格測驗（3）發現陌生的自己　淺野八郎著　140元
4. 性格測驗（4）發現你的真面目　淺野八郎著　140元
5. 性格測驗（5）讓你們吃驚　淺野八郎著　140元
6. 性格測驗（6）洞穿心理盲點　淺野八郎著　140元
7. 性格測驗（7）探索對方心理　淺野八郎著　140元
8. 性格測驗（8）由吃認識自己　淺野八郎著　160元
9. 性格測驗（9）戀愛的心理　淺野八郎著　160元
10. 性格測驗（10）由裝扮瞭解人心　淺野八郎著　160元
11. 性格測驗（11）敲開內心玄機　淺野八郎著　140元
12. 性格測驗（12）透視你的未來　淺野八郎著　160元
13. 血型與你的一生　淺野八郎著　160元
14. 趣味推理遊戲　淺野八郎著　160元
15. 行為語言解析　淺野八郎著　160元

・婦 幼 天 地・大展編號 16

1. 八萬人減肥成果　黃靜香譯　180元
2. 三分鐘減肥體操　楊鴻儒譯　150元
3. 窈窕淑女美髮秘訣　柯素娥譯　130元
4. 使妳更迷人　成　玉譯　130元
5. 女性的更年期　官舒妍編譯　160元
6. 胎內育兒法　李玉瓊編譯　150元
7. 早產兒袋鼠式護理　唐岱蘭譯　200元
9. 初次育兒 12 個月　婦幼天地編譯組　180元
10. 斷乳食與幼兒食　婦幼天地編譯組　180元
11. 培養幼兒能力與性向　婦幼天地編譯組　180元
12. 培養幼兒創造力的玩具與遊戲　婦幼天地編譯組　180元
13. 幼兒的症狀與疾病　婦幼天地編譯組　180元
14. 腿部苗條健美法　婦幼天地編譯組　180元
15. 女性腰痛別忽視　婦幼天地編譯組　150元
16. 舒展身心體操術　李玉瓊編譯　130元
17. 三分鐘臉部體操　趙薇妮著　160元
18. 生動的笑容表情術　趙薇妮著　160元
19. 心曠神怡減肥法　川津祐介著　130元

20. 內衣使妳更美麗	陳玄茹譯	130 元
21. 瑜伽美姿美容	黃靜香編著	180 元
22. 高雅女性裝扮學	陳珮玲譯	180 元
23. 蠶糞肌膚美顏法	梨秀子著	160 元
24. 認識妳的身體	李玉瓊譯	160 元
25. 產後恢復苗條體態	居理安・芙萊喬著	200 元
26. 正確護髮美容法	山崎伊久江著	180 元
27. 安琪拉美姿養生學	安琪拉蘭斯博瑞著	180 元
28. 女體性醫學剖析	增田豐著	220 元
29. 懷孕與生產剖析	岡部綾子著	180 元
30. 斷奶後的健康育兒	東城百合子著	220 元
31. 引出孩子幹勁的責罵藝術	多湖輝著	170 元
32. 培養孩子獨立的藝術	多湖輝著	170 元
33. 子宮肌瘤與卵巢囊腫	陳秀琳編著	180 元
34. 下半身減肥法	納他夏・史達賓著	180 元
35. 女性自然美容法	吳雅菁編著	180 元
36. 再也不發胖	池園悅太郎著	170 元
37. 生男生女控制術	中垣勝裕著	220 元
38. 使妳的肌膚更亮麗	楊　皓編著	170 元
39. 臉部輪廓變美	芝崎義夫著	180 元
40. 斑點、皺紋自己治療	高須克彌著	180 元
41. 面皰自己治療	伊藤雄康著	180 元
42. 隨心所欲瘦身冥想法	原久子著	180 元
43. 胎兒革命	鈴木丈織著	180 元
44. NS 磁氣平衡法塑造窈窕奇蹟	古屋和江著	180 元
45. 享瘦從腳開始	山田陽子著	180 元
46. 小改變瘦 4 公斤	宮本裕子著	180 元
47. 軟管減肥瘦身	高橋輝男著	180 元
48. 海藻精神秘美容法	劉名揚編著	180 元
49. 肌膚保養與脫毛	鈴木真理著	180 元
50. 10 天減肥 3 公斤	彤雲編輯組	180 元
51. 穿出自己的品味	西村玲子著	280 元
52. 小孩髮型設計	李芳黛譯	250 元

・青　春　天　地・大展編號 17

1. A 血型與星座	柯素娥編譯	160 元
2. B 血型與星座	柯素娥編譯	160 元
3. O 血型與星座	柯素娥編譯	160 元
4. AB 血型與星座	柯素娥編譯	120 元
5. 青春期性教室	呂貴嵐編譯	130 元
9. 小論文寫作秘訣	林顯茂編譯	120 元
11. 中學生野外遊戲	熊谷康編著	120 元
12. 恐怖極短篇	柯素娥編譯	130 元

13. 恐怖夜話　小毛驢編譯　130元
14. 恐怖幽默短篇　小毛驢編譯　120元
15. 黑色幽默短篇　小毛驢編譯　120元
16. 靈異怪談　小毛驢編譯　130元
17. 錯覺遊戲　小毛驢編著　130元
18. 整人遊戲　小毛驢編著　150元
19. 有趣的超常識　柯素娥編譯　130元
20. 哦！原來如此　林慶旺編譯　130元
21. 趣味競賽 100 種　劉名揚編譯　120元
22. 數學謎題入門　宋釗宜編譯　150元
23. 數學謎題解析　宋釗宜編譯　150元
24. 透視男女心理　林慶旺編譯　120元
25. 少女情懷的自白　李桂蘭編譯　120元
26. 由兄弟姊妹看命運　李玉瓊編譯　130元
27. 趣味的科學魔術　林慶旺編譯　150元
28. 趣味的心理實驗室　李燕玲編譯　150元
29. 愛與性心理測驗　小毛驢編譯　130元
30. 刑案推理解謎　小毛驢編譯　180元
31. 偵探常識推理　小毛驢編譯　180元
32. 偵探常識解謎　小毛驢編譯　130元
33. 偵探推理遊戲　小毛驢編譯　180元
34. 趣味的超魔術　廖玉山編著　150元
35. 趣味的珍奇發明　柯素娥編著　150元
36. 登山用具與技巧　陳瑞菊編著　150元
37. 性的漫談　蘇燕謀編著　180元
38. 無的漫談　蘇燕謀編著　180元
39. 黑色漫談　蘇燕謀編著　180元
40. 白色漫談　蘇燕謀編著　180元

・健　康　天　地・大展編號 18

1. 壓力的預防與治療　柯素娥編譯　130元
2. 超科學氣的魔力　柯素娥編譯　130元
3. 尿療法治病的神奇　中尾良一著　130元
4. 鐵證如山的尿療法奇蹟　廖玉山譯　120元
5. 一日斷食健康法　葉慈容編譯　150元
6. 胃部強健法　陳炳崑譯　120元
7. 癌症早期檢查法　廖松濤譯　160元
8. 老人痴呆症防止法　柯素娥編譯　170元
9. 松葉汁健康飲料　陳麗芬編譯　150元
10. 揉肚臍健康法　永井秋夫著　150元
11. 過勞死、猝死的預防　卓秀貞編譯　130元
12. 高血壓治療與飲食　藤山順豐著　180元
13. 老人看護指南　柯素娥編譯　150元

14. 美容外科淺談	楊啟宏著	150 元
15. 美容外科新境界	楊啟宏著	150 元
16. 鹽是天然的醫生	西英司郎著	140 元
17. 年輕十歲不是夢	梁瑞麟譯	200 元
18. 茶料理治百病	桑野和民著	180 元
20. 杜仲茶養顏減肥法	西田博著	170 元
21. 蜂膠驚人療效	瀨長良三郎著	180 元
22. 蜂膠治百病	瀨長良三郎著	180 元
23. 醫藥與生活	鄭炳全著	180 元
24. 鈣長生寶典	落合敏著	180 元
25. 大蒜長生寶典	木下繁太郎著	160 元
26. 居家自我健康檢查	石川恭三著	160 元
27. 永恆的健康人生	李秀鈴譯	200 元
28. 大豆卵磷脂長生寶典	劉雪卿譯	150 元
29. 芳香療法	梁艾琳譯	160 元
30. 醋長生寶典	柯素娥譯	180 元
31. 從星座透視健康	席拉・吉蒂斯著	180 元
32. 愉悅自在保健學	野本二士夫著	160 元
33. 裸睡健康法	丸山淳士等著	160 元
35. 維他命長生寶典	菅原明子著	180 元
36. 維他命 C 新效果	鐘文訓編	150 元
37. 手、腳病理按摩	堤芳朗著	160 元
38. AIDS 瞭解與預防	彼得塔歇爾著	180 元
39. 甲殼質殼聚糖健康法	沈永嘉譯	160 元
40. 神經痛預防與治療	木下真男著	160 元
41. 室內身體鍛鍊法	陳炳崑編著	160 元
42. 吃出健康藥膳	劉大器編著	180 元
43. 自我指壓術	蘇燕謀編著	160 元
44. 紅蘿蔔汁斷食療法	李玉瓊編著	150 元
45. 洗心術健康秘法	竺翠萍編譯	170 元
46. 枇杷葉健康療法	柯素娥編譯	180 元
47. 抗衰血癒	楊啟宏著	180 元
48. 與癌搏鬥記	逸見政孝著	180 元
49. 冬蟲夏草長生寶典	高橋義博著	170 元
50. 痔瘡・大腸疾病先端療法	宮島伸宜著	180 元
51. 膠布治癒頑固慢性病	加瀨建造著	180 元
52. 芝麻神奇健康法	小林貞作著	170 元
53. 香煙能防止癡呆？	高田明和著	180 元
54. 穀菜食治癌療法	佐藤成志著	180 元
55. 貼藥健康法	松原英多著	180 元
56. 克服癌症調和道呼吸法	帶津良一著	180 元
58. 青春永駐養生導引術	早島正雄著	180 元
59. 改變呼吸法創造健康	原久子著	180 元
60. 荷爾蒙平衡養生秘訣	出村博著	180 元

61. 水美肌健康法	井戶勝富著	170 元
62. 認識食物掌握健康	廖梅珠編著	170 元
64. 酸莖菌驚人療效	上田明彥著	180 元
65. 大豆卵磷脂治現代病	神津健一著	200 元
66. 時辰療法—危險時刻凌晨 4 時	呂建強等著	180 元
67. 自然治癒力提升法	帶津良一著	180 元
68. 巧妙的氣保健法	藤平墨子著	180 元
69. 治癒 C 型肝炎	熊田博光著	180 元
70. 肝臟病預防與治療	劉名揚編著	180 元
71. 腰痛平衡療法	荒井政信著	180 元
72. 根治多汗症、狐臭	稻葉益巳著	220 元
73. 40 歲以後的骨質疏鬆症	沈永嘉譯	180 元
74. 認識中藥	松下一成著	180 元
75. 認識氣的科學	佐佐木茂美著	180 元
76. 我戰勝了癌症	安田伸著	180 元
77. 斑點是身心的危險信號	中野進著	180 元
78. 艾波拉病毒大震撼	玉川重德著	180 元
79. 重新還我黑髮	桑名隆一郎著	180 元
80. 身體節律與健康	林博史著	180 元
81. 生薑治萬病	石原結實著	180 元
83. 木炭驚人的威力	大槻彰著	200 元
84. 認識活性氧	井土貴司著	180 元
85. 深海鮫治百病	廖玉山編著	180 元
86. 神奇的蜂王乳	井上丹治著	180 元
87. 卡拉 OK 健腦法	東潔著	180 元
88. 卡拉 OK 健康法	福田伴男著	180 元
89. 醫藥與生活（二）	鄭炳全著	200 元
91. 年輕 10 歲快步健康法	石塚忠雄著	180 元
92. 石榴的驚人神效	岡本順子著	180 元
93. 飲料健康法	白鳥早奈英著	180 元
94. 健康棒體操	劉名揚編譯	180 元
95. 催眠健康法	蕭京凌編著	180 元
96. 鬱金（美王）治百病	水野修一著	180 元
97. 醫藥與生活（三）	鄭炳全著	200 元

・實用女性學講座・大展編號 19

1. 解讀女性內心世界	島田一男著	150 元
2. 塑造成熟的女性	島田一男著	150 元
3. 女性整體裝扮學	黃靜香編著	180 元
4. 女性應對禮儀	黃靜香編著	180 元
5. 女性婚前必修	小野十傳著	200 元
6. 徹底瞭解女人	田口二州著	180 元
7. 拆穿女性謊言 88 招	島田一男著	200 元

8. 解讀女人心　島田一男著　200 元
9. 俘獲女性絕招　志賀貢著　200 元
10. 愛情的壓力解套　中村理英子著　200 元
11. 妳是人見人愛的女孩　廖松濤編著　200 元

・校園系列・大展編號 20

1. 讀書集中術　多湖輝著　180 元
2. 應考的訣竅　多湖輝著　150 元
3. 輕鬆讀書贏得聯考　多湖輝著　180 元
4. 讀書記憶秘訣　多湖輝著　180 元
5. 視力恢復！超速讀術　江錦雲譯　180 元
6. 讀書 36 計　黃柏松編著　180 元
7. 驚人的速讀術　鐘文訓編著　170 元
8. 學生課業輔導良方　多湖輝著　180 元
9. 超速讀超記憶法　廖松濤編著　180 元
10. 速算解題技巧　宋釗宜編著　200 元
11. 看圖學英文　陳炳崑編著　200 元
12. 讓孩子最喜歡數學　沈永嘉譯　180 元
13. 催眠記憶術　林碧清譯　180 元
14. 催眠速讀術　林碧清譯　180 元
15. 數學式思考學習法　劉淑錦譯　200 元
16. 考試憑要領　劉孝暉著　180 元
17. 事半功倍讀書法　王毅希著　200 元
18. 超金榜題名術　陳蒼杰譯　200 元
19. 靈活記憶術　林耀慶編著　180 元
20. 數學增強要領　江修楨編著　180 元
21. 使頭腦靈活的數學　逢澤明著　200 元
22. 難解數學破題　宋釗宜著　200 元

・實用心理學講座・大展編號 21

1. 拆穿欺騙伎倆　多湖輝著　140 元
2. 創造好構想　多湖輝著　140 元
3. 面對面心理術　多湖輝著　160 元
4. 偽裝心理術　多湖輝著　140 元
5. 透視人性弱點　多湖輝著　180 元
6. 自我表現術　多湖輝著　180 元
7. 不可思議的人性心理　多湖輝著　180 元
8. 催眠術入門　多湖輝著　180 元
9. 責罵部屬的藝術　多湖輝著　150 元
10. 精神力　多湖輝著　150 元
11. 厚黑說服術　多湖輝著　150 元
12. 集中力　多湖輝著　150 元

13. 構想力　多湖輝著　150元
14. 深層心理術　多湖輝著　160元
15. 深層語言術　多湖輝著　160元
16. 深層說服術　多湖輝著　180元
17. 掌握潛在心理　多湖輝著　160元
18. 洞悉心理陷阱　多湖輝著　180元
19. 解讀金錢心理　多湖輝著　180元
20. 拆穿語言圈套　多湖輝著　180元
21. 語言的內心玄機　多湖輝著　180元
22. 積極力　多湖輝著　180元

・超現實心靈講座・大展編號 22

1. 超意識覺醒法　詹蔚芬編譯　130元
2. 護摩秘法與人生　劉名揚編譯　130元
3. 秘法！超級仙術入門　陸明譯　150元
4. 給地球人的訊息　柯素娥編著　150元
5. 密教的神通力　劉名揚編著　130元
6. 神秘奇妙的世界　平川陽一著　200元
7. 地球文明的超革命　吳秋嬌譯　200元
8. 力量石的秘密　吳秋嬌譯　180元
9. 超能力的靈異世界　馬小莉譯　200元
10. 逃離地球毀滅的命運　吳秋嬌譯　200元
11. 宇宙與地球終結之謎　南山宏著　200元
12. 驚世奇功揭秘　傅起鳳著　200元
13. 啟發身心潛力心象訓練法　栗田昌裕著　180元
14. 仙道術遁甲法　高藤聰一郎著　220元
15. 神通力的秘密　中岡俊哉著　180元
16. 仙人成仙術　高藤聰一郎著　200元
17. 仙道符咒氣功法　高藤聰一郎著　220元
18. 仙道風水術尋龍法　高藤聰一郎著　200元
19. 仙道奇蹟超幻像　高藤聰一郎著　200元
20. 仙道鍊金術房中法　高藤聰一郎著　200元
21. 奇蹟超醫療治癒難病　深野一幸著　220元
22. 揭開月球的神秘力量　超科學研究會　180元
23. 秘傳！西藏密教奧義　高藤聰一郎著　250元
24. 改變你的夢術入門　高藤聰一郎著　250元
25. 21世紀拯救地球超技術　深野一幸著　250元

・養　生　保　健・大展編號 23

1. 醫療養生氣功　黃孝寬著　250元
2. 中國氣功圖譜　余功保著　250元
3. 少林醫療氣功精粹　井玉蘭著　250元

4.	龍形實用氣功	吳大才等著	220 元
5.	魚戲增視強身氣功	宮　嬰著	220 元
7.	道家玄牝氣功	張　章著	200 元
8.	仙家秘傳袪病功	李遠國著	160 元
9.	少林十大健身功	秦慶豐著	180 元
10.	中國自控氣功	張明武著	250 元
11.	醫療防癌氣功	黃孝寬著	250 元
12.	醫療強身氣功	黃孝寬著	250 元
13.	醫療點穴氣功	黃孝寬著	250 元
14.	中國八卦如意功	趙維漢著	180 元
15.	正宗馬禮堂養氣功	馬禮堂著	420 元
16.	秘傳道家筋經內丹功	王慶餘著	300 元
17.	三元開慧功	辛桂林著	250 元
18.	防癌治癌新氣功	郭　林著	180 元
19.	禪定與佛家氣功修煉	劉天君著	200 元
20.	顛倒之術	梅自強著	360 元
21.	簡明氣功辭典	吳家駿編	360 元
22.	八卦三合功	張全亮著	230 元
23.	朱砂掌健身養生功	楊永著	250 元
24.	抗老功	陳九鶴著	230 元
25.	意氣按穴排濁自療法	黃啟運編著	250 元
26.	陳式太極拳養生功	陳正雷著	200 元
27.	健身袪病小功法	王培生著	200 元
28.	張式太極混元功	張春銘著	250 元
29.	中國璇密功	羅琴編著	250 元
30.	中國少林禪密功	齊飛龍著	200 元
31.	郭林新氣功	郭林新氣功研究所	400 元
32.	太極 八卦之源與健身養生	鄭志鴻等著	280 元
33.	現代原始氣功<1>	林始原著	400 元

・社會人智囊・大展編號 24

1.	糾紛談判術	清水增三著	160 元
2.	創造關鍵術	淺野八郎著	150 元
3.	觀人術	淺野八郎著	200 元
4.	應急詭辯術	廖英迪編著	160 元
5.	天才家學習術	木原武一著	160 元
6.	貓型狗式鑑人術	淺野八郎著	180 元
7.	逆轉運掌握術	淺野八郎著	180 元
8.	人際圓融術	澀谷昌三著	160 元
9.	解讀人心術	淺野八郎著	180 元
10.	與上司水乳交融術	秋元隆司著	180 元
11.	男女心態定律	小田晉著	180 元
12.	幽默說話術	林振輝編著	200 元

國家圖書館出版品預行編目資料

6個月輕鬆增高／川畑愛義著，江秀珍譯
－初版－臺北市，大展，民89
面；21公分－（家庭醫學保健；67）
譯自：背が高くなるらくらく体操・食事法
ISBN 957-468-038-X（平裝）
1.增高法　2.飲食　3.體操
411.9　89014949

6個月輕鬆增高

ISBN 957-468-038-X

原著者／川畑愛義
編譯者／江　秀　珍
發行人／蔡　森　明
出版者／大展出版社有限公司
社　址／台北市北投區（石牌）致遠一路2段12巷1號
電　話／（02）28236031・28236033・28233123
傳　真／（02）28272069
郵政劃撥／01669551
網　址／www.dah-jaan.com.tw
E－mail／service@dah-jaan.com.tw
登記證／局版臺業字第2171號
承印者／高星印刷品行
裝　訂／建鑫印刷裝訂有限公司
排版者／千兵企業有限公司
初版1刷／2000年（民89年）12月
初版2刷／2004年（民93年）12月
初版3刷／2006年（民95年） 3月
定價／200元

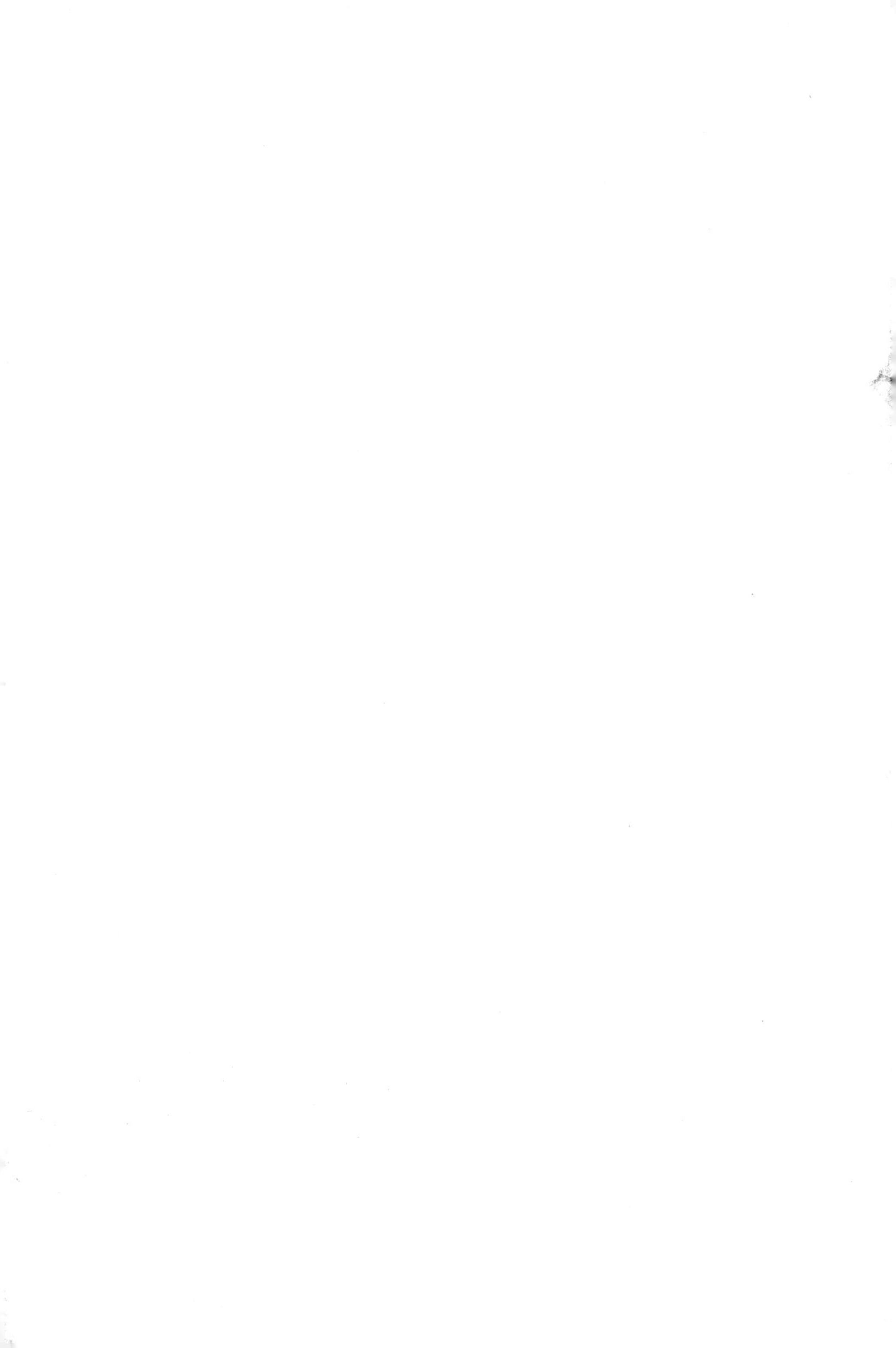

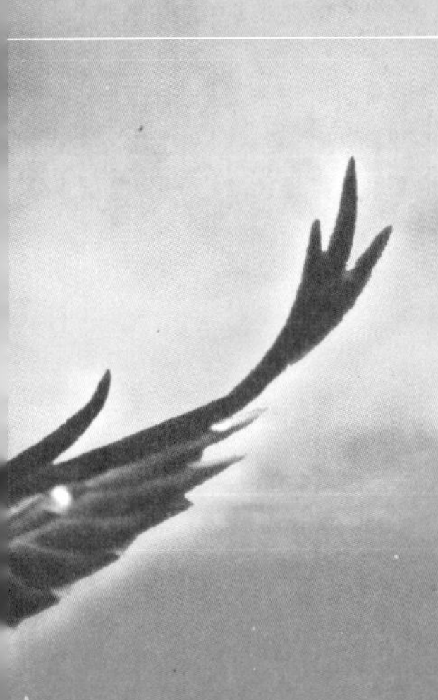

大展好書　好書大展

品嘗好書　冠群可期

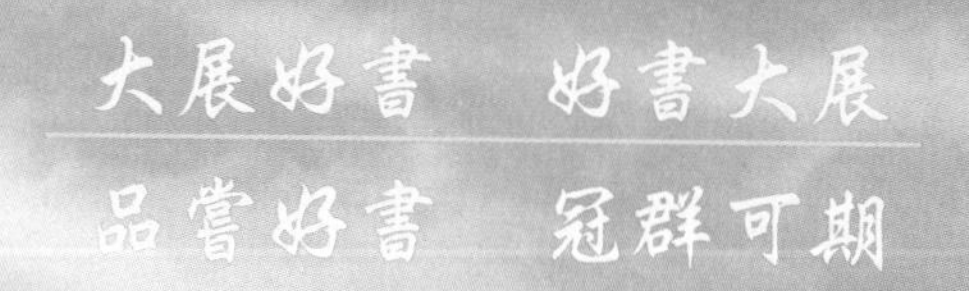
大展好書　好書大展
品嘗好書　冠群可期

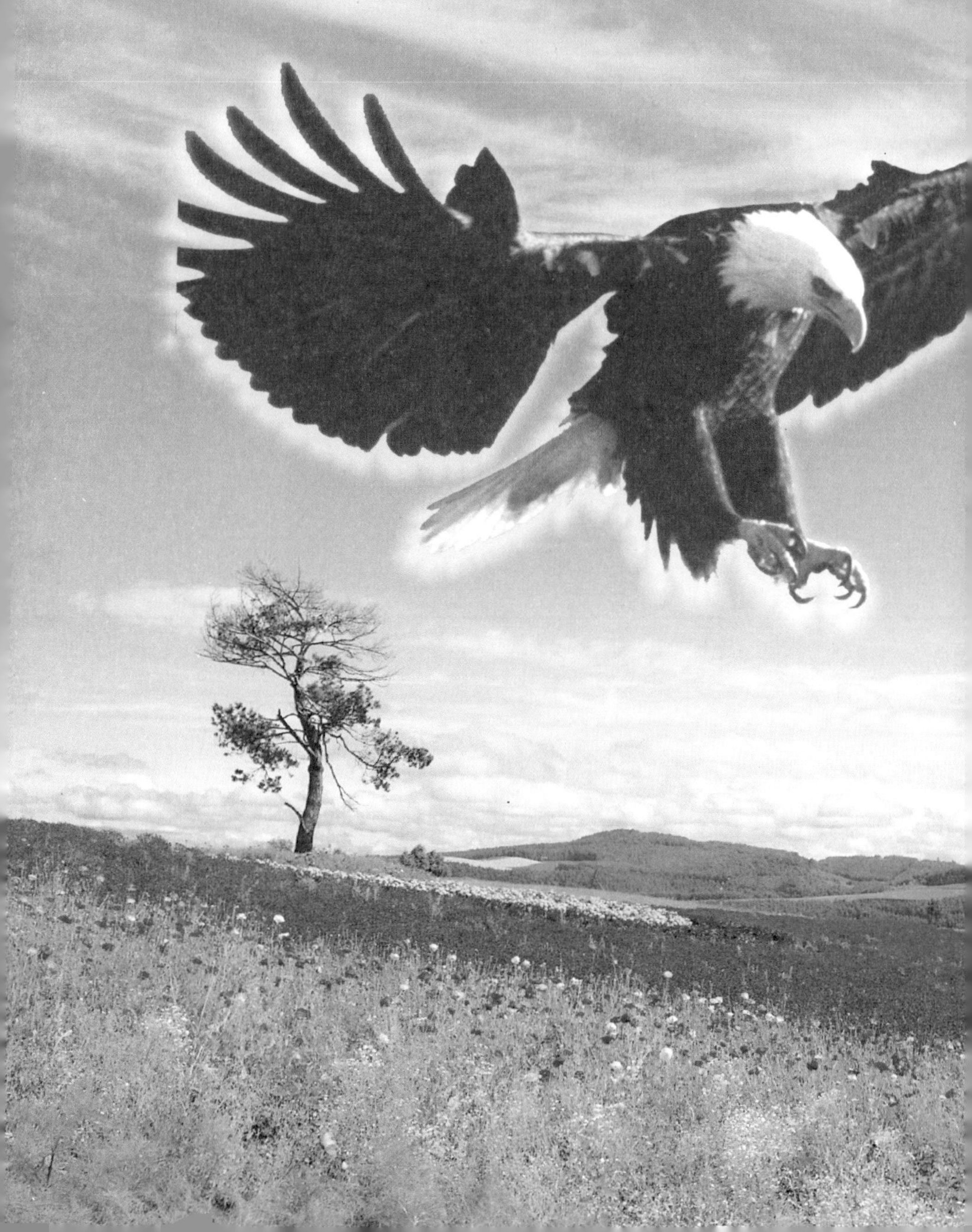